AF532247

Schröpfen

für Einsteiger

Mit Cupping Schritt für Schritt Kopf- und Rückenschmerzen lindern, die Haut straffen und Faszien lösen

Lorina Grapengeter

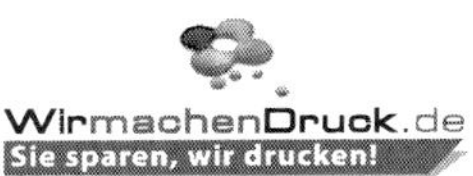

Alle Ratschläge in diesem Buch wurden vom Autor und vom Verlag sorgfältig erwogen und geprüft. Eine Garantie kann dennoch nicht übernommen werden. Eine Haftung des Autors beziehungsweise des Verlags für jegliche Personen-, Sach- und Vermögensschäden ist daher ausgeschlossen.

Email: info@edition-lunerion.de
www.edition-lunerion.de

Psiana eCom UG
Berumer Str. 44
26844 Jemgum

INHALT

Vorwort

Was genau verbirgt sich hinter dem Wort „Schröpfen" und wie funktioniert das Ganze? Wollten Sie schon immer mal selber schröpfen, haben aber bis jetzt geglaubt, dass dies nur Heilpraktiker, Ärzte oder auch Physiotherapeuten dürften? Sie sind fasziniert von der Technik an sich, sind aber vielleicht unsicher, wie Sie diese an sich selbst ausprobieren können?

In diesem Buch finden Sie spannende Informationen rund um das Thema Schröpfen mit Empfehlungen, Bildern und Erklärungen, wie Sie das Schröpfen selbst bei sich anwenden können.

Schröpfen ist sehr vielfältig einsetzbar. Egal ob Sie Nackenschmerzen, Beckenprobleme oder auch Knieschmerzen haben - das Schröpfen kann individuell bei vielen Symptomatiken angewendet werden. Das Tolle am Schröpfen ist, dass Sie mit den richtigen Informationen und auch dem richtigen Equipment von zu Hause aus selbst schröpfen können. Welche Techniken es gibt und wie diese im Einzelnen funktionieren, erfahren Sie auf den nächsten Seiten.

Was ist Schröpfen und wie wirkt es?

Schröpfen ist eine der ältesten Therapieformen. Der häufigste Grund das Schröpfen anzuwenden ist die langfristige Verbesserung der Durchblutung an bestimmten Körperstellen. Dies ist gut für den Stoffwechsel und den Lymphfluss in der behandelten Region. Das Schröpfen erfolgt mit einem Schröpfglas, das entweder aus Glas oder in seltenen Fällen auch aus Kunststoff bestehen kann. Diese haben üblicherweise eine Kugelform und in etwa einen 2 bis 8 cm großen Durchmesser. Schröpfen ist aus naturheilkundlicher Sicht eine der Methoden, bei der schädliche oder pathogene Substanzen aus dem Körper entfernt werden sollen.

Bereits im alten Griechenland wurde die Schröpfmethode hoch angesehen. Besonders im europäischen Kreis steht das Schröpfen als Gegenspieler für ein gestörtes Gleichgewicht der Körperflüssigkeiten. Durch das Schröpfen wird das Gleichgewicht wiederhergestellt, damit der Betroffene wieder gesund werden kann. Dieses Verfahren wird meist im Bereich der Alternativmedizin eingesetzt. Doch auch Schulmediziner können eine Schröpftherapie in ihrer Praxis anbieten.

Die Geschichte über die ersten angewendeten Techniken geht davon aus, dass das Schröpfen aus der Zeit von 3300 vor Christus stammt. Bei dieser Technik wurden Entzündungen oder auch Verhärtungen mit Hilfe eines Messers an der Hautoberfläche angeritzt und anschließend mit dem Mund ausgesaugt. Auch damals wurde Unterdruck erzeugt, nicht wie heutzutage, mittels eines Schröpfglases, sondern mit dem Mund. Außerdem gibt es Überlieferungen, dass sowohl griechische als auch ägyptische Ärzte und auch die alten Chinesen geschröpft haben, um Krankheiten zu bekämpfen.

Im Mittelalter wurden dann bereits für die gesundheitliche Förderung und für das Schröpfen an sich Schröpfköpfe angewendet. Der Hintergrund, warum damals geschröpft wurde, war der Glaube, dass eine Erkrankung vorkommt, wenn sich die menschlichen „Säfte“ nicht mehr im Gleichgewicht befinden. Durch die Anwendung des Schröpfens wurde wieder eine Balance hergestellt. Außerdem sollten durch diese Technik Krankheiten und auch Bakterien aus dem Körper gedrängt werden. Aus der chinesischen Heilkunde geht hervor, dass die Schröpftechnik angewendet wurde, weil das QI und das Blut zusammen im Einklang leben müssen, damit es nicht zu einer Erkrankung des Körpers kommt und der Mensch gesund bleiben kann. Die Schröpftechnik wurde hier angewendet, damit das QI wie auch das Blut wieder zurück in Einklang geraten.

Auch bei den Schamanen ist das Schröpfen ein wichtiges Mittel, da sie den Glauben vertreten, durch Schröpftechniken Geister aus dem jeweiligen Körper verdrängen zu können. So gut wie jede alte Medizinkultur spricht darüber, dass in ihrer Medizinkultur das Schröpfen bereits damals praktiziert wurde. Heute wird diese Methode bei einer Vielzahl von Krankheiten eingesetzt. Abhängig von der jeweiligen Indikation kann blutig und unblutig geschröpft werden - auch eine Schröpfmassage kann ebenfalls erfolgen.

Durch das Schröpfen entsteht ein Vakuum, das nicht nur die Durchblutung des Areals und den damit zusammenhängenden Lymphfluss wie auch den Stoffwechsel verbessern kann, sondern es können auch Verhärtungen und auch Verspannungen gelockert werden.

Außerdem ist es möglich, durch das Schröpfen Schmerzen aktiv zu lindern. Zusätzlich gibt es die Möglichkeit, einen positiven Einfluss auf unsere inneren Organe wie auch auf das gesamte Organsystem zu erlangen. Hierfür gibt es ganz bestimmte Schröpfzonen, die auch Reflexzonen genannt werden. Diese Zonen werden mit Hilfe des Schröpfens angesprochen. Das Schröpfen an den angesprochenen Reflexzonen soll die körpereigenen Selbstheilungskräfte stärken.

Zusätzlich hat das Schröpfen auch einen positiven Effekt auf das Immunsystem. Auch das Nervensystem kann durch die Schröpftechnik harmonisiert werden, wobei es sich dann um eine vegetative Umstimmung handelt.

Schröpfen kann von Heilpraktikern, Ärzten oder auch Physiotherapeuten eingesetzt werden, um den Patienten, der über Schmerzen klagt, zu behandeln. Gerade Personen, die von der Schulmedizin geprägt sind, erkennen immer häufiger an, dass es sich beim Schröpfen um eine Therapieform für Verspannungen und Schmerzen handelt, die nachweislich wirksam ist. Es ist jedoch auch möglich, sich das Schröpfen selber beizubringen, sodass ein Arzt-, Heilpraktiker-, oder auch Physiotherapeutenbesuch nicht mehr zwingend notwendig ist.

Durch den Unterdruck, der beim Schröpfen unweigerlich entsteht, kann es zu Rötungen, blauen Flecken, Schwellungen oder einfach auch zu einem erwärmten Gefühl im jeweiligen geschröpften Bereich kommen. Dies ist prinzipiell nicht als richtige Nebenwirkung anzusehen, sondern eher als ganz bewusst herbeigeführte Entzündungsreaktion, mit der unser Körper auf das Schröpfen reagiert. Durch diese gewollte Entzündungsreaktion werden die Stoffwechselprozesse in unserem

Körper angeregt und aktiviert, um die entstandene Entzündungsreaktion zu behandeln. Durch das Vakuum, das beim Schröpfen entsteht, wird die Oberhaut angehoben und von den Schichten, welche tiefer liegen, etwas abgehoben.

Doch auch, wenn an den behandelten Stellen blaue Flecken, sogenannte Blutergüsse, zurückbleiben können, bleiben diese nur für ein paar Stunden oder auch je nach Veranlagung für ein paar Tage bestehen.

Die Gründe, warum die Schröpftechnik angewendet werden kann, sind vielfältig. Sie reichen von Verspannungen oder auch Muskelschmerzen über gegebenenfalls vorhandene Nervenschmerzen bis hin zu psychischen Problemen. Gerade auch Profis im Sportbereich und insbesondere unter den Athleten kann es schon mal vorkommen, dass man an den geschröpften Arealen ein paar Blutergüsse sehen kann. Die Wirksamkeit des Schröpfens wurde mittels wissenschaftlicher Studien, vor allem bezüglich der Schmerzbehandlungen, bestätigt. Für das Schröpfen an sich benötigt man Schröpfgläser, die gerne auch Schröpfköpfe genannt werden.

Hierbei gibt es sowohl eine große Anzahl von Anbietern als auch eine Vielzahl an unterschiedlichen Größen der Schröpfgläser. Außerdem unterscheiden sie sich auch in ihrem Anwendungsbereich. Wenn beispielsweise das Schröpfen im Sitzen angewendet werden sollte, sind die Dünnwand-Schröpfgläser zu empfehlen. Handelt es sich um Dickwand-Schröpfgläser, sollte die Schröpftechnik besser in einer liegenden Position durchgeführt werden, da diese ein höheres Eigengewicht aufweisen.

Der Unterdruck im Schröpfglas kann beispielsweise mit der Hilfe eines Gummiballs erzeugt werden. Durch die Entstehung des Unterdrucks wird die Haut angesaugt und das Glas sitzt somit fest auf dem zu behandelnden Areal. Im Fokus einer Schröpfbehandlung steht vor allem, dass Verletzungen und Anstrengungen sowie beanspruchte Muskeln und Weichteile eine schnellere Erholung erfahren können.

Die Schröpftechnik wird jedoch nicht nur für körperliche Symptome als Therapieform genutzt, sondern ist auch noch anderweitig einsetzbar. Hier ist beispielsweise das kosmetische Schröpfen zu nennen, bei dem es sich nicht um ein medizinisches Schröpfen, sondern tatsächlich um eine kosmetische Behandlung handelt.

Beispielsweise gibt es die Möglichkeit, Schröpftechniken im Gesicht anzuwenden. Dadurch, dass in den bestimmten Arealen die Durchblutung durch das Schröpfen verbessert werden kann und auch der Stoffwechsel angeregt werden kann, kann dies sich essenziell auf die Haut auswirken. Außerdem gibt es die Möglichkeit, im Anti-Aging Bereich zu schröpfen. Ein Gesichtsschröpfen wird meist dann vollzogen, wenn es dem Betroffenen darum geht, vorhandene Falten zu glätten. Hierbei sollte dringend darauf beachtet werden, dass man für das Gesicht speziell dafür angefertigte Schröpfgläser benötigt. Von der Behandlung mit normalen Schröpfgläsern im Gesicht ist eindringlich abzuraten.

Wie oft darf geschröpft werden?

Das Schröpfen gilt als eine Art der Naturheilkunde, darf aber trotzdem nicht unterschätzt und erst recht nicht zu oft angewendet werden. Auch in der Naturheilkunde gilt, dass zu viel manchmal einfach zu viel ist und somit auch schädlich sein kann. Grundsätzlich sollte maximal einmal pro Tag geschröpft werden. Wenn der Betroffene akute Schmerzen aufweist, kann er die Schröpfmethode über eine Woche lang täglich anwenden. Hierbei ist zu beachten, dass nach einer einwöchigen Anwendung eine Pause ratsam ist, die von 3 bis 7 Tagen empfohlen wird. Ob Sie also eine Pause von drei, vier, fünf, sechs Tagen oder sieben Tagen für sich in Anspruch nehmen möchten, liegt lediglich in Ihrer Hand. Wichtig ist nur, dass die Pause auch tatsächlich stattfindet und nicht weniger als drei Tage beinhaltet. Gerade am Anfang können Sie ausprobieren und beobachten, inwieweit Sie Erfolge wahrnehmen können. Wenn Sie beispielsweise unter leichten Verspannungen leiden, können Sie die Schröpftechnik einmal pro Woche ausprobieren, und wenn Sie Ihnen hilft, können Sie das Tempo beibehalten. Sollten Sie jedoch merken, dass nach einer Schröpfung in der Woche keine Veränderung stattgefunden hat, können Sie einen zweiten Termin mit in Ihre Wochenplanung aufnehmen.

Nachdem Sie einige Male selbst geschröpft haben, werden Sie Ihre eigene Technik finden und auch die Häufigkeit, in der das Schröpfen für Sie am meisten Sinn macht, entdecken.

Doch es gibt nicht nur die Möglichkeit, blutig oder nicht blutig zu schröpfen, sondern auch die Variante, eine Schröpfmassage anzuwenden. Nach jahrelangem Anwenden der Schröpftechnik kamen immer wieder neue Formen oder auch abgewandelte Anleitungen bezüglich des Schröpfens in Umlauf. Das liegt vor allem daran, dass mit der Zeit immer weitere Erkenntnisse über das Schröpfen erlangt wurden und auch das ursprüngliche Prinzip immer weiter verbessert wurde. Durch die Jahre kam es dann zur Entstehung der Schröpfmassage. Hierbei handelt es sich um eine viel sanftere Methode als das eigentliche Schröpfen. Erst geriet die Möglichkeit, eine Schröpfmassage durchzuführen, etwas in Vergessenheit, erreichte aber zwischen dem 19. und 20. Jahrhundert einen deutlichen internationalen Erfolg. Gerade in der Wellnessindustrie hat die Schröpfmassage sich etabliert. Schröpfmassagen sind mittlerweile in Wellnesshotels oder auch in

Spas buchbar. Durch das Schröpfen können sehr große Poren verkleinert werden und auch das Verringern von Falten ist durch regelmäßige Anwendungen im Gesicht möglich.

Auch in einigen Praxen der Physiotherapie wird eine Schröpftherapie oder eine Schröpfmassage angeboten. Hier wird vor allem darauf geachtet, dass eine Lösungsmethode gefunden wird, damit die Sensibilität gestärkt wird und so zur Entspannung führen kann. Nachdem die Schröpfgläser aufgrund des Unterdrucks auf der Haut festsitzen, werden durch eine weitere Person oder durch Sie selbst, je nachdem, an welcher Stelle geschröpft werden soll, die Schröpfgläser sehr sanft bewegt. Hierdurch können die Blutgefäße sich ausweiten und die allgemeine Durchblutung wird verbessert. Auch die Leitbahnen werden angesprochen und die Energiearbeit wird verbessert. Bei diesem Verfahren werden, ähnlich wie bei der Schröpftherapie auch, die Energiebahnen des eigenen Körpers wieder miteinander verbunden und die menschlichen Organe sind in der Lage, sich selbst zu symbolisieren. Im Allgemeinen lässt sich sagen, je stärker die einzelnen Punkte angeregt werden konnten, desto besser funktionierte das dazugehörige Organ anschließend wieder.

Bei der Schröpfmassage handelt es sich also vor allem um eine energetische Arbeit, die für das Wohlbefinden des betroffenen Menschen im Vordergrund stehen sollte. Obwohl die Schröpftechnik sowie auch die Schröpfmassage sich im Grundprinzip ähneln, können diese jedoch nicht miteinander verglichen werden, da es sich bei der Massage lediglich um eine erweiterte Ausführung der Originalmethode handelt. Bei der Schröpftherapie hingegen gibt es einige Sonderformen, wie zum Beispiel das blutige Schröpfen oder auch die Gua Sha Schröpfmassage. Diese werden beispielsweise bei Entgiftungen angewandt. Außerdem gibt es einen weiteren sehr wichtigen Unterschied bei einer Schröpftherapie und einer Schröpfmassage. Während einer normalen Schröpftherapie werden die Schröpfgläser nicht bewegt. Bei der Schröpfmassage dagegen ist eine dauerhafte Bewegung der Schröpfgläser wichtig, um die gewünschte Wirkung auch erzielen zu können. Außerdem werden bei der Schröpfmassage noch einige weitere Dinge vollzogen, damit diese im Wellnessbereich auch ihre Berechtigung erfährt. Hier steht der Wellness- und Entspannungsgedanke vor allem im Fokus.

Es gibt auch mittlerweile Prominente und Personen des öffentlichen Lebens, die die Schröpfmethode anwenden. Eines der bekanntesten Beispiele hierfür ist Michael Phelps, US Schwimmstar. Dieser hat die 21. Olympia Goldmedaille in Rio de Janeiro gewonnen. Viele Zuschauer, sowohl vor Ort als auch vor dem Fernseher, waren irritiert über die vielen Blutergüsse, die er sowohl an der Brust, an den Oberschenkeln als auch im Rückenbereich aufwies. Nach kurzzeitiger Verwirrung stellte sich anschließend heraus, dass der US Schwimmstar die Schröpfmethode angewendet hat. Vor allem gegen Rückenschmerzen, Nackenschmerzen wie auch Kniegelenkschmerzen kann die Schröpfmethode angewendet werden. Gerade Personen, die im Profibereich schwimmen, können eine sogenannte Schwimmschulter haben. Hierbei treten die Schmerzen gezielt in den Muskeln rund um die Schulter auf und führen zur sogenannten Disbalance. Hiervon spricht man, weil beim Schwimmen gewisse Muskelpartien mehr benutzt werden als andere, die infolgedessen dann verkürzen. Auch, wenn die vielen Blutergüsse beim Schwimmstar schlimm aussahen, tut das Schröpfen an sich nicht weh. Man spürt es zwar, aber ein Schmerz wird dem Ganzen nicht nachgesagt.

Auch Weltstars wie Katy Perry benutzen die Schröpfmethode. Besonders wenn sie sich auf anstrengenden Touren befindet und von Auftritt zu Auftritt hetzt, klagt sie häufig über schmerzende Füße. Hier hat Katy Perry die Schröpfmethode für sich entdeckt, um diesen Schmerzen entgegenzuwirken. Auf einem Wüstenfestival wurden Katy Perrys Füße, die mit kreisförmigen Blutergüssen übersät waren, entdeckt. Daraufhin gab es von der Bevölkerung Nachfragen, woher die Blutergüsse stammten. Die Antwort war, dass diese aus dem Schröpfen resultieren.

Aktuell gibt es eine erhöhte Nachfrage bezüglich des Schröpfens, da sich auch immer mehr Prominente dieser Therapieform unterziehen.

Umso häufiger Stars in den sozialen Netzwerken oder auch im Fernsehen zu sehen sind, nachdem sie eine Schröpfmethode angewandt haben, desto mehr steigt auch das Interesse der Bürger. Die Kosten für eine

Schröpftherapie muss der jeweilige Interessierte jedoch selbst zahlen, da die gesetzlichen Krankenkassen dies nicht übernehmen.

Doch neben Katy Perry, Michael Phelps, dem Turner Alex Naddour und auch dem Tennisspieler Andy Murray, wie sogar Hollywood-Star Gwyneth Paltrow, kommen immer mehr auf das sogenannte Cupping. Mit dem Wort Cupping können viele im deutschsprachigen Raum wenig anfangen, da bei uns das Wort Schröpfen deutlich bekannter ist. Doch warum wird das Schröpfen auch Cupping genannt? Das liegt daran, dass das englische Wort für Schröpfen Cupping ist.

Besonders Alex Naddour äußerte sich über das Schröpfen sehr positiv. Diese Methode hat ihn das ganze Jahr gesund gehalten, äußerte er gegenüber der USA Today. Er gab in diesem Interview an, dass die Schröpfmethode ihn, vor allem nach einigen harten Trainingsstunden, eine Art der Erleichterung verschaffen konnte. Jennifer Aniston und Gwyneth Paltrow haben vor allem die Wellness Affinität des Schröpfens für sich entdeckt. Doch das moderne Cupping ist nicht nur das englische Wort für Schröpfen, sondern es verbindet die Schröpftechnik mit entspannenden Massagetechniken. Vor allem das Faszientraining wird hier beim Cupping in Angriff genommen. Beim Faszientraining können die sogenannten Faszien in unserem ganzen Körper behandelt werden. Das Wort „ Faszie“ heißt dabei so viel wie „Band“. Diese Bänder befinden sich in unserem gesamten Körper und bilden ein riesiges Netzwerk. Durch unser weiches Bindegewebe werden die Muskeln umhüllt und sorgen so für mehr Festigkeit innerhalb der Muskelgruppen.

Bei der modernen Form des Cuppings werden anstatt Glasglocken Silikonglocken verwendet. Auch diese gibt es wieder in verschiedenen Größen zu erwerben, je nachdem, in welchem Gebiet sie angewendet werden sollen. Beispielsweise sind größere Glocken dafür geeignet, die Beine und auch den Rücken zu behandeln.

Wohingegen die kleineren Formen eher für den Gesichtsbereich als auch für den Nackenbereich vorgesehen sind. Auch bei dem modernen Cupping wird der Unterdruck mechanisch hergestellt, nämlich durch das Zusammendrücken der Glocke. Je stärker das Silikon zusammengepresst wird, desto heftiger ist auf der Haut auch der Druck zu spüren. Die zusammengepressten Glocken werden dann auf die Haut gesetzt und ganz langsam hin und her geschoben. Dies führt im Umkehrschluss zur Stimulierung unserer Faszien und kann speziell in schmerzhaften Bereichen angewendet werden. Auch beim modernen Cupping ist es möglich, dass Sie die Behandlung selbst an sich ausüben. So können Sie Ihre Beweglichkeit und auch ihre Fähigkeit sich zu regenerieren verbessern.

Die Durchblutung beim modernen Cupping wird, genauso wie beim Schröpfen, verbessert und auch Verspannungen in den tiefsten Gewebeschichten können gelöst werden. Schmerzen können gelindert werden oder tatsächlich auch verschwinden, es kann eine Hautstraffung erfolgen. Die Selbstheilungskräfte werden auch beim Cupping angeregt, der Körper ist in der Lage, abgelagerte Stoffwechselprodukte auszuscheiden, es stellt sich ein entspanntes Gefühl ein. Außerdem kann das Gefühl nun gesünder zu leben ebenfalls ein positiver Effekt des Cuppings sein. Besonders gut dabei ist, dass auch das moderne Cupping bei Ihnen zu Hause angewendet werden kann. Wenn Sie beispielsweise einen sehr stressigen Tag im Büro hatten und abends über Nackenschmerzen klagen, können Sie den Cup für ein paar Minuten im Nackenbereich über Ihre Haut hin und her ziehen. Hierbei kommt es zu einer Massage, die einhergeht mit einer besseren Durchblutung. Hierdurch können nach Beendigung der Methode direkte Verbesserungen auftreten.

Das Schröpfen wird zwar hauptsächlich bei Muskelverspannungen und Schmerzen sowie bei Erkrankungen des Bewegungsapparates eingesetzt, kann aber auch, wenn beispielsweise eine Erkältung vorliegt, die Symptome lindern. Die Anwendungsbereiche sind hier sehr vielfältig. Eine Schröpfbehandlung kann auch durchgeführt werden, wenn es Beschwerden im Verdauungstrakt gibt, Kopfschmerzen vorliegen, chronische Entzündungen vorhanden sind, Lungenprobleme wie beispielsweise Asthma oder Bronchitis vorhanden sind, mentale Erschöpfungszustände vorliegen, bei Stress wie auch bei Menstruations- und Wechseljahresbeschwerden.

Auch bei einer Mittelohrentzündung, bei vorhandenen Nervenschmerzen, bei einem chronischen Schwächegefühl einhergehend mit häufiger Müdigkeit, bei einem Tinnitus, bei einem Schulter-Arm- Syndrom, bei einem Weichteilrheuma, kann eine Schröpfbehandlung sich ebenfalls positiv auswirken. Ebenfalls positive Auswirkungen auf den Heilungsprozess kann bei Migräne, einem Hexenschuss, Ischias Beschwerden, Bandscheibenproblematiken, Rheuma, Mandel Problemen, dem Karpaltunnelsyndrom, bei Bluthochdruck, bei Fieber, wie auch bei Herz- und Kreislaufschwierigkeiten, eine Schöpfungsbehandlung haben.

Für wen ist das Schröpfen geeignet?

Das Schröpfen ist für viele medizinische Indikationen geeignet. Das Schröpfen kann bei einer Vielzahl von körperlichen Beschwerden nämlich weiterhelfen. Vor allem bei Muskelverspannungen wird die Schröpfmethode häufig angewendet. Auch bei Kniebeschwerden, wie beispielsweise bei einer Kniegelenkarthrose, kann das Schröpfen Linderung verschaffen. Außerdem hilft das Schröpfen auch gegen das relativ weit verbreitete Karpaltunnelsyndrom. Auch bei einem Schulter-Arm-Syndrom kann das Schröpfen weiter helfen. Um einen Tennisellenbogen zu behandeln, ist ebenfalls eine Schröpfmethode am betroffenen Ellenbogen möglich. Auch bei Lungenerkrankungen kann eine Schröpfung in der Lungenzone stattfinden. Auch bei depressiven Verstimmungen oder bei Antriebslosigkeit kann durch Schröpfanwendungen eine verbesserte Situation erreicht werden. Kopfschmerzen, Nervenschmerzen, Wechseljahresbeschwerden, Leber- wie auch Gallenschmerzen und auch ein Hexenschuss können durch das Schröpfen positiv beeinflusst werden.

Da das Schröpfen weder für kleine Kinder noch für sehr alte Menschen vorteilhaft ist, können jedoch all die Menschen, die altersmäßig genau zwischen diesen beiden Gruppen liegen, vom Schröpfen häufig profitieren. Natürlich kann es auch beispielsweise bei einer 25-jährigen gesunden Frau zu Kontraindikationen kommen, daher kann nicht pauschalisiert werden, für welche Person das Schröpfen geeignet ist. Hier ist im Vorfeld eine gute Recherche und gegebenenfalls auch eine Beratung durch eine Fachkraft nötig. Das Feld, in dem eine Schröpfmethode von Vorteil sein kann, ist riesig, und kann, wenn keine Kontraindikationen vorliegen, für bestehende Symptomatiken benutzt werden.

Wer sollte nicht schröpfen?

Bei einer geschröpften Stelle befinden sich bis zu 250 % mehr weiße Blutkörperchen als es bei einer nicht geschröpften Stelle der Fall ist. Dessen Aufgabe ist es, Bakterien und auch Gewebereste aus entzündlichen Stellen abzutransportieren. Dadurch, dass die Durchblutung beim Schröpfen so stark verbessert wird, Gefäße sich ausdehnen und der Lymphabfluss gesteigert wird, gibt es eine Menge an Kontraindikationen. Kontraindikationen sind Gründe, warum eine bestimmte Technik oder Therapie nicht durchgeführt werden darf. Bei einer Kontraindikation kann es sich sowohl um eine medizinische Maßnahme handeln, die zwingend verboten werden muss, aufgrund vorliegender Gründe, aber auch solche medizinische Maßnahmen, die durch eine sehr strenge Abwägung durch ärztlichen Rat beachtet werden müssen. Werden Kontraindikationen einfach ignoriert, kann es zu schwerwiegenden gesundheitlichen Schädigungen und möglicherweise auch zu dauerhaften gesundheitlichen Einschränkungen kommen. Kinder unter 10 Jahren stellen eine Kontraindikation dar, bei der die Schröpftechnik ungeeignet ist,wohingegen ältere Menschen zu der Abwägungsgruppe zählen.

Grundsätzlich darf nicht geschröpft werden, wenn es sich bei der betroffenen Stelle um Wunden handelt.

Auch, wenn die Haut in dem zu behandelnden Areal Hautreizungen oder Hautausschläge aufweist, darf nicht geschröpft werden. Schröpfgläser dürfen außerdem nicht direkt auf Knochen oder auf Teile der Halswirbelsäule aufgesetzt werden.

Auch auf Warzen oder Muttermalen dürfen Schröpfgläser nicht angebracht werden.

Bei bestehenden Krampfadern müssen diese Areale unbedingt ausgelassen werden. Bei akuten Entzündungen darf grundsätzlich nicht geschröpft werden und auch bei einem Sonnenbrand ist dringend vom Schröpfen abzuraten. Bei Wundheilungsstörungen oder Blutgerinnungsstörungen darf ebenfalls nicht geschröpft werden. Auch bei Patienten, die blutverdünnende Medikamente wie zum Beispiel Marcumar zu sich nehmen, sollten diese Patienten vom Schröpfen Abstand nehmen. Besonders Schwangere und auch Patienten, die an einer Tumorerkrankung leiden, egal ob es sich hierbei um einen gutartigen oder um einen bösartigen Tumor handelt, sollten keine Schröpfbehandlung durchführen oder auch nicht durchführen lassen. Wenn der Patient eine Strahlentherapie erhalten hat, ist das Schröpfen ebenfalls nicht geeignet. Auch wenn schwerwiegende Herzerkrankungen vorliegen sollten, kann die Schröpftechnik nicht angewandt werden.

Bei Patienten, die unter einem sehr niedrigen Blutdruck leiden, macht vor der Schröpfbehandlung ein Arztgespräch Sinn. Dieses Gespräch sollte im besten Fall bei dem Arzt Ihres Vertrauens durchgeführt werden und nicht beispielsweise bei einem Physiotherapeuten, der im Anschluss an die Beratung, durch die von Ihnen in Anspruch genommene Schröpfsitzung, Geld verdient. So können Sie bei einer fraglichen Kontraindikation eher auf den Rat Ihres Arztes vertrauen.

Die Wirkung des Schröpfens

KOPF- UND RÜCKENSCHMERZEN LINDERN

Besonders viele Menschen leiden heutzutage an dauerhaften Rückenschmerzen oder auch an ständig wiederkehrenden Kopfschmerzen. Für diese betroffenen Patienten ist das Schröpfen eine ideale Möglichkeit, die Schmerzen loszuwerden oder zumindest zu lindern. Doch warum hilft das Schröpfen gerade bei Kopfschmerzpatienten wie auch bei Rückenschmerzpatienten?

Die Antwort ist ganz einfach. Kopfschmerzen wie auch Rückenschmerzen kommen oft von Muskelverhärtungen und Muskelverspannungen. Die Folgen hieraus sind meist überbleibende Schmerzen. Durch die Schröpfmethode wird diese Muskelverhärtung oder auch Muskelverspannung gelockert. Hierdurch verschwinden schon meist relativ schnell die Druckschmerzen und eine Verbesserung der gesamten Schmerzproblematik ist die Folge. Außerdem kann das Schröpfen auch präventiv angewendet werden.

Durch die fortschreitende Technologie gibt es auch immer zunehmend mehr Mitarbeiter, die an Computern oder Maschinen arbeiten. Besonders das Personal, das den ganzen Tag vor dem Computer in ein und derselben Haltung arbeiten muss, ist von Nacken- und Kopfschmerzen enorm betroffen. Doch warum erst warten, bis die ersten Schmerzen eingesetzt haben?

Es ist häufig so, dass sich Schmerzen, bedingt durch Muskelverspannungen oder durch Fehlhaltungen, schleichend anbahnen. Wenn Sie beispielsweise einen Bürojob haben und eigentlich genau wissen, dass diese Sitzposition vor Ihrem Computer nicht das Beste für Ihren Körper ist, können Sie präventiv schröpfen, damit es erst gar nicht zu körperlichen Einschränkungen oder auch zu Schmerzen kommt. Bereits wenn keine oder auch nur die kleinste Verspannung vorliegt, kann an diesen Stellen geschröpft werden. Hierdurch werden die Areale deutlich stärker durchblutet und eine Verspannung der sonst schmerzhaften Bereiche wird immer seltener. Außerdem kann das Schröpfen, selbst bei kleinsten Symptomen, die betroffenen Stellen lockern, um schlimmeres zu verhindern.

Hierbei wird bei Halswirbelsäulenbeschwerden neben der Halswirbelsäule geschröpft.

Bei Brustwirbelsäulenbeschwerden wird neben der Brustwirbelsäule geschröpft. Und beiLendenwirbelbeschwerden wird neben der Lendenwirbelsäule geschröpft, um im angrenzenden Bereich die Muskulatur zu lösen.

Kopfschmerzen gehen häufig vom Nackenbereich aus, weshalb auch dort das Schröpfen im Vorfeld ebenfalls präventiv helfen kann.

Spannungskopfschmerzen werden oft als Volkskrankheit bezeichnet. Das liegt daran, dass heutzutage sehr viele Menschen an Kopfschmerzen leiden und zwar dadurch, dass der Nacken verspannt und auch verhärtet ist. Die Spannungskopfschmerzen an sich gehören sogar mit zu der am stärksten verbreiteten Art der Kopfschmerztypen. Ob es sich bei Ihren Kopfschmerzen um Spannungskopfschmerzen handelt, können Sie relativ leicht selbst herausfinden.

Hierfür nehmen Sie beide Hände und legen diese auf Ihren Schulter-Nackenbereich auf beiden Seiten auf. Nun greifen Sie mit den Händen hinein, wie bei einer Massage, mit etwas Druck. Sollte dieses Areal Schmerzen verursachen, gilt es als wahrscheinlich, dass Ihre Kopfschmerzen hier ihren Ursprung haben. Dadurch, dass der Spannungskopfschmerz an sich seine Ursache in der Versteifung der Schulter und Nackenmuskulatur aufweist, wird schnell der Zusammenhang zum Trapezmuskel klar. Dieser verläuft entlang der Halswirbelsäule und auch bis zum Hinterkopf und kann bei Fehl- oder Dauerbelastung verhärten. Doch nicht nur der Trapezmuskel an sich verhärtet, sondern auch die Nerven, die sich in Ihrem Nackenbereich befinden, können hier durch überstrapaziert werden.

Eine Überstrapazierung der Nerven im Nackenbereich hat meist starke Schmerzen zur Folge. Bei dem Trapezmuskel handelt es sich um einen sehr großen Muskel, der sich an der Rückseite unseres Körpers befindet und von der Halswirbelsäule bis runter zur Brustwirbelsäule reicht. Ist dieser verspannt, kann das eine Reihe an unterschiedlichen Symptomatiken hervorrufen. Der Trapezmuskel ist jedoch sehr gut alleine behandelbar. Hierfür kann diese Stelle entweder mit den Fingern oder mit einem Tennisball massiert werden. Doch auch insbesondere die Schröpfmethode kann hier aktiv Verspannungen lösen.

FASZIEN LÖSEN

Forschungen haben ergeben, dass Verspannungen, Bewegungseinschränkungen und vor allem auch Muskelschmerzen durch die sogenannten Faszien verursacht werden können. Viele Faszien in unserem Körper verkleben und dies führt häufig zu einer Bewegungseinschränkung und sogar laut neuester Studienlage sind bei ca. 90 % der Rückenschmerzpatienten Faszien die

Auslöser. Um eine vernünftige Beweglichkeit zurückzuerlangen, ist ein stetiges und gezieltes Training unserer Faszien nötig. Dieses Faszientraining kann mithilfe des Cuppings erfolgen. Doch was genau sind Faszien und warum können diese mit der Schröpftherapie gelöst werden?

Um uns die Erfolge, die eine Schröpftherapie im Faszienbereich mit sich bringen kann, anschauen zu können, müssen wir erst einmal genauer klären, worum es sich bei den sogenannten Faszien überhaupt handelt.

Was genau sind Faszien?

Die Faszie ist eine zähe Bindegewebehaut. Diese kann die Muskeln des Körpers umwickeln und die Muskeln voneinander trennen. Besonders gut zu beschreiben ist dies mit einem kleinen Beispiel. Wenn Sie sich an einer Fleischtheke frisches Fleisch kaufen und Sie dieses zu Hause aufschneiden, kann es schon mal vorkommen, dass sich in dem Fleisch ein oder mehrere „weiße Fäden“ befinden. Dies ist die Faszie und genauso wie das Tier im ganzen Körper Faszien hat, haben wir Menschen diese ebenfalls. Die Faszie hat viele Aufgaben in unserem Körper und hat neben der Funktion der Muskeltrennung noch weitere wichtige Funktionen. Denn beispielsweise die Lymphflüssigkeit wird zwischen den unterschiedlichen Faszien weitergeleitet. In der Lymphflüssigkeit befinden sich Abbauprodukte, die aus den Zellen stammen und auch Aufbaustoffe, die zu den Zellen gehören. Je ausgeprägter die Muskelbewegungen sind, desto ausgeprägter ist auch der Lymphfluss. Bei einem Lymphstau können die Faszien in unserem Körper verkleben. Dies geschieht unter anderem durch eine Fibringerinnung.

Die Faszien in unserem Körper ummanteln all unsere Organe, jeden einzelnen Knochen und auch jeden einzelnen Muskel. Sogar die Nerven werden von Faszien umhüllt. Faszien befinden sich somit überall in unserem Körper. Die Faszien haben keinen richtigen Anfangspunkt und auch keinen richtigen Endpunkt. Vorstellen kann man sich das Ganze eher als eine Art Geflecht, das nahtlos ineinander übergeht. Die Faszie kann im Körper sehr dünn oder auch einige Millimeter dick sein. Durch die vorhandenen Nervenenden können die Faszien auf das vegetative Nervensystem einwirken.

Das vegetative Nervensystem in unserem Körper kann nicht bewusst gesteuert oder kontrolliert werden. Unser vegetatives Nervensystem regelt eine Vielzahl an lebensnotwendigen Aufgaben, worunter beispielsweise unsere Atmung und auch unsere Verdauung fällt. Was nur wenige Menschen wissen, ist, dass unsere Psyche aktiv die Steuerung der Faszienspannung beeinflussen kann.

Durch eine innere Ruhe reduzieren wir unsere Körperspannung. Andererseits erhöht der Druck die Grundspannung der Faszie. Doch spannenderweise ist auch genau das Gegenteil hiervon zutreffend. Wenn sich unsere Faszien in einer Art Hochspannung befinden, werden wir viel Druck spüren, uns gestresst fühlen und können keinen inneren Frieden finden.

Mit diesem Wissen können wir ein Stück weit auf unsere Faszien Einfluss nehmen. Wenn wir nie gelernt haben, die Ebene der Faszie effektiv zu entspannen, wird die vorhandene Spannung als „Standard Spannung" verstanden. Faszien verkleben und es kommt zu Bewegungseinschränkungen. Auch das Verletzungsrisiko ist sehr groß, wenn die Faszien verklebt sind, häufig reicht dann eine ungewohnte oder ruckartige Bewegung aus, um eine Muskelzerrung oder im schlimmeren Fall auch eine Muskelverletzung entstehen zu lassen. Die Faszien spielen außerdem auch eine entscheidende Rolle für die Mobilität der gesamten Person.

Vor allem durch Fehlhaltungen, Schonhaltungen, Bewegungsmangel und durch psychisch bedingtem Stress können die Faszien sich verkürzen und verhärten. Faszien werden im Körper dann wieder umgebaut. Das elastische Elastin wird teilweise reduziert und durch zähes, unelastisches Kollagen in der Faszie ersetzt. Daher verlieren sie an Gleitfähigkeit. Dies hat enorme Folgen, da sowohl die Gelenke als auch die Muskeln immer mobilitätseingeschränkter werden. Auch die Schmerzen nehmen dann zu.

Die Faszie spielt eine überwältigende Rolle bei der Erzeugung von Kraft. Die Faszie erzeugt dabei eine Kraft, indem sie die Spannung an den Körper abgibt. Die Kraft des Muskels nimmt hierbei um ein Vielfaches zu. Diese Formel gilt hier: Je stärker die Elastizität der Faszie ist, desto größer ist die erzeugte und übertragene Kraft. Viele Personen gehen davon aus, dass unsere wichtigsten Sinnesorgane in unserem Körper unsere Augen, unsere Ohren, unsere Nase und auch unsere Haut sind. Überraschenderweise sind jedoch unsere Faszien die reichhaltigsten Sinnesorgane, die wir besitzen. Denn unsere Muskeln mit unseren Faszien und den dazugehörigen Nervenendungen haben insgesamt die größte Rezeptorenanzahl an Nervenzellen, die an unser Gehirn Sinnesempfindungen sendet. Deshalb wird im Zusammenhang mit Faszien auch öfters im erweiterten Sinne über ein Sinnesorgan gesprochen.

Auch für unsere Optik benötigen wir unsere Faszien ganz dringend, da sie in der Lage sind, unseren Körper zu formen. Unsere Faszien verleihen uns eine gewisse Art der Grundstatik. Wenn aus unserem Körper alle Organe, Muskeln und Knochen entfernt werden würden, würden wir immer noch eine Grundstabilität in unserem Körper aufgrund der Faszien, haben. Außerdem ist es sehr spannend, dass alle Faszien miteinander in Verbindung stehen. Das hat zur Folge, dass beispielsweise die Schmerzen wegen einer defekten Faszie im Wadenbereich das komplette Bein hochziehen können, bis sogar zum unteren Rücken. Das liegt daran, dass alle Faszien miteinander vernetzt sind und somit auch immer

größere Areale betroffen sind.

Doch warum genau ist die Schröpftechnik so gut für unsere Faszien? Bei Problematiken, die sich auf verklebte oder verkürze Faszien zurückführen lassen, wird die Schröpfmassage empfohlen.

Bei einer Schröpfmassage wird auf das betroffene Areal ein Schröpfglas aufgelegt, ein Vakuum erzeugt und durch aktive Bewegung über den schmerzhaften Bereich geführt. Bei einer Schröpfmassage soll die Hämatombildung weitestgehend verhindert werden. Dadurch, dass im Schröpfglas eine Saugwirkung entsteht, wird die oberste Hautschicht angehoben und die Muskeln wie auch die Gelenke werden in diesen Bereichen deutlich besser durchblutet.

SCHRÖPFEN GEGEN CELLULITE

Was genau ist Cellulite?

Prinzipiell handelt es sich bei einer Cellulite um keine Krankheit, sondern um einen Hautzustand. Schätzungsweise haben mehr als 80 % der Frauen eine mehr oder weniger ausgeprägte Cellulitis, die unabhängig vom Alter auftreten kann. Bei der Cellulite spielt häufig auch die Veranlagung hierzu eine große Rolle. Doch auch Männer können Cellulite bekommen, beispielsweise durch starken Dauerstress, gepaart mit Übergewicht und einem zu starken Muskelaufbau. Hierbei wird in erster Linie das Bindegewebe geschwächt und wirft dadurch Dellen. Somit kommt die Cellulite zwar deutlich häufiger bei Frauen vor, aber entgegengesetzt vieler Meinungen, kann es Männer deshalb trotzdem auch betreffen.

Insgesamt gibt es drei Stadien einer Celluliteerscheinung:

Stadium eins: Die Haut ist noch straff, doch wenn man mit den Händen sowohl am Oberschenkel, am Bauch oder auch am Pobereich die Haut ein wenig zusammen drückt, erscheinen sogenannte Dellen. Dies bedeutet erst mal lediglich, dass eine Veranlagung zur Cellulite vorliegt.

Stadium zwei: Im zweiten Stadium ist die Cellulite bereits ohne ein Zusammenschieben der Haut sichtbar.

Im Stadium drei: Im dritten Stadium ist die Cellulite

sehr stark sichtbar, die Haut ist erschlafft und es zeichnet sich an den Oberschenkeln, dem Bauch oder auch im Pobereich eine unregelmäßige Struktur ab.

Doch wie entsteht überhaupt Cellulite?
Unabhängig von der Veranlagung, ob jemand Cellulite bekommt oder nicht, spielen auch noch eine Vielzahl anderer Dinge mit rein. Beispielsweise Hormone, fettige und ungesunde Ernährung, einen zu hohen Körperfettanteil, Stress, Alkohol, Zigaretten und auch Bewegungsmangel können Ursachen für eine Cellulite sein. Je schwerer ein Mensch wird, desto stärker verändern sich die Fettzellen im gitterartigen Bindegewebe. Je mehr Gewicht eine Person also zunimmt, desto eher ist es wahrscheinlich, dass man Dellen auf der Haut erkennen kann. Alkohol, Nikotin wie auch Kaffee strapazieren das Bindegewebe zusätzlich und diese Faktoren sind sogar in der Lage, das Bindegewebe auszudehnen.

Doch bevor wir zu dem Punkt der Schröpftherapie kommen, stelle ich hier ein paar weitere Hilfsmittel gegen Cellulite vor.

Essen Sie grünes Gemüse und trinken Sie am besten stilles Wasser. Auch ein ausreichender Schlaf kann hierauf positive Folgen haben. Vor allem gesteigerte Bewegung im Alltag wie auch Sport sind essenziell wichtig, um eine Cellulite zu bekämpfen. Es gibt auch Personen, die auf Kaffeesatz als Gegenmittel zur Cellulite aufgrund der Förderung der Durchblutung schwören. Hierbei wird empfohlen, den Kaffeesatz nach dem Duschen wie eine Art Peeling auf die betroffenen Stellen aufzutragen, diese sanft einzumassieren und anschließend abzuspülen. Für den Kaffeesatz benötigen Sie nicht viel.

Sie benötigen lediglich den Kaffeesatz, der sich in Ihrer Kaffeemaschine befindet, vom letzten Mal Kaffee kochen. Dieser Kaffeesatz wird dann mit einem Esslöffel Olivenöl verrührt, vermengt und auf die betroffenen Stellen aufgetragen.

Auch das sogenannte „Trockenbürsten" ist eine Methode, um die Durchblutung anzuregen und somit die Cellulite zu bekämpfen. Doch inwieweit kann das Schröpfen bei einer Bekämpfung der Cellulite weiterhelfen? Hierfür wird ein Schröpfkopf eingesetzt, der dafür da ist, den Lymphfluss zu verbessern und auch Fettzellen zu verkleinern. Ein weiteres Ziel ist, dass das Bindegewebe nach einigen Schröpfbehandlungen wieder straffer werden soll. Wenn Cellulite auftritt, ist das Bindegewebe geschwächt.

Die Behandlung und Stärkung von schwachem Bindegewebe und die Bekämpfung von Cellulite sind hier das gewünschte Ziel.

SCHRÖPFEN IM GESICHT, SOGENANNTES FACE CUPPING

Von der Funktion her gleicht das Schröpfen im Gesichtsbereich dem Schröpfen am restlichen Körper. Jedoch sind die Schröpfköpfe, die im Gesicht verändert werden, deutlich kleiner und aus Silikon. Auch Blutergüsse werden bei dem Gesichtsschröpfen nicht erzielt. Bei diesem Vorgang werden die Schröpfköpfe über das gesamte Gesicht bewegt, beziehungsweise über die Areale, in denen Beschwerdesymptomatiken bestehen. Damit beispielsweise angestaute Flüssigkeit abfließen kann und wieder vermehrt Kollagen produziert wird.

Anleitung zum Face Cupping:

Vorbereitung:

Wenn Sie gerne das sogenannte Face Cupping ausprobieren möchten, müssen Sie sich, insofern Sie geschminkt sind, zunächst abschminken. Auch ansonsten sollte das Gesicht von Schmutz vollständig befreit sein, um so eine gute Basis darzustellen.

Umsetzung:

Für die Face Cupping Methode ist ein Gesichtsöl besonders zu empfehlen. Hierbei ist insbesondere die Indikation wichtig. Auch das Dekolleté kann beispielsweise über das Schröpfen erreicht werden.

Nachbereitung: Wenn Sie Ihr Gesicht geschröpft haben, ist eine Nachbereitung des Gesichts zwingend notwendig. Hier sind vor allem jegliche Produkte mit Aloe Vera zu empfehlen. Das Gesicht zu schröpfen sollte außerdem nicht direkt vor einem wichtigen Termin erfolgen.

Auch wenn im Gesichtsbereich meist keine Blutergüsse auftreten, ist die gesteigerte Durchblutung Ihnen meist deutlich anzusehen.

Tipp: Für besonders ängstliche Personen kann die Behandlung auch beispielsweise bei einem Dermatologen das erste Mal stattfinden. Sollten Sie sich nicht trauen, die erste Anwendung in Ihrem Gesicht bei sich selbst durchzuführen, können Sie gerne mit Ihrem Dermatologen (Hautarzt) Ihres Vertrauens einen Termin vereinbaren. Viele Patienten haben gerade im Gesicht Angst, etwas falsch zu machen oder sich zu entstellen. Wenn man sich bei der ersten Behandlung in professionelle Hände gibt, gerade an empfindlichen Stellen, wie beispielsweise dem Kopf, kann man die nächste Schröpfeinheit schon mit einem deutlich besseren Gefühl selber angehen. Das Face Cupping dauert in etwa 10 Minuten pro Sitzung und kann insgesamt zweimal in der Woche durchgeführt werden.

Für die Behandlung im Gesicht sind extra Schröpfgläser notwendig. Diese sind preislich sehr unterschiedlich. Im mittleren Preissegment kostet ein Set ca. 15 Euro. Je nach Anzahl der Schröpfgläser, Hersteller und Qualität variieren die Preise enorm.

PSYCHISCHE URSACHEN BEHANDELN

Durch das Schröpfen sind wir in der Lage, seelische Knoten zu lösen und wieder zur Ruhe zu finden. Das Schröpfen ist in der Lage, eine Reihe von psychischen Problemen zu lindern. Vor allem dauerhafter Stress oder auch dauerhafte Angst haben einen sehr negativen Einfluss auf unser vegetatives Nervensystem. Hier führen diese negativen Gedanken häufig zu Blockaden in unterschiedlichen Bereichen. Durch das Schröpfen können die entstandenen Blockaden gelöst werden, sodass nicht nur der Körper, sondern auch die eigene Seele wieder zur Ruhe findet.

Bereits in der persischen, indischen, arabischen und auch chinesischen Medizin wird das Schröpfen seit Jahrhunderten praktiziert.

Bei sehr vielen Erkrankungen ist ein geschwächtes Immunsystem die Folge. Häufig liegt das daran, dass die körpereigene Abwehr geschwächt ist und uns beim Kampf gegen Krankheiten nicht mehr voll unterstützen kann. Die Folge hieraus sind häufig Konzentrationsprobleme, Infekte, Abgeschlagenheit, Müdigkeit oder auch das Gefühl sowohl energielos als auch antriebslos zu sein. Insofern es zu plötzlichen Allergien kommt, kann dies ebenfalls ein Anzeichen dafür sein, dass unser Immunsystem nicht mehr einwandfrei funktioniert und geschwächt ist.

Das Schröpfen kann die Abwehrwirkung des eigenen Körpers steigern. Das liegt daran, dass unser Blut eigentlich in unsere Gefäße gehört. Bei dem Schröpfen tritt dieses Blut jedoch in das umliegende Gewebe aus. Hier kommt es dann vom Körper zu einer Art Schutzfunktion, da er diese Blutbestandteile als fremd erkennt und dementsprechend handelt. Unser Körper glaubt also, erst einmal aufräumen zu müssen. Durch die angelockten Abwehrzellen erfolgt eine Immunreaktion. Häufig berichten Patienten darüber, dass sowohl eine Antriebslosigkeit vorliegt als auch starke Schmerzen in gewissen Zonen wie beispielsweise dem Rücken, die Probleme verursachen. Gerade im Rückenbereich kann es zu schmerzhaften Knoten führen, die meist verschiebbar sind. Sie können im Rücken, im Nacken oder auch im Lendenbereich vorkommen und entstehen als eine Art Reflex vom eigenen Körper auf eine Blockade, weil an diesen Stellen die Blutversorgung nicht mehr optimal verläuft. Bei solchen Verhärtungen, die aufgrund von Blockaden entstanden sind, werden vor allem Wärmebehandlungen als sehr angenehm empfunden. Dadurch, dass durch die Schröpfmethode ein Vakuum erzeugt wird, das unweigerlich zur deutlich besseren Durchblutung führt, der Lymphfluss gesteigert wird und auch die Stoffwechselleistung erhöht wird, erwärmt sich diese behandelte Zone grundsätzlich. Außerdem werden aus der behandelten Zone sogenannte „Schlacken" gelöst und abtransportiert. Somit erfährt der Patient eine deutlichere Schmerzlinderung im Gegensatz zum Zeitpunkt vor der Behandlung. Menschen, die unter Müdigkeit, Antriebslosigkeit, Stress und dann auch noch unter starken Schmerzen leiden, erleiden eher psychische Probleme oder depressive Episoden als Menschen, die unter wenig Stress leiden und sich weder antriebslos noch müde fühlen. Deshalb wird das Schröpfen auch in Verbindung gebracht mit psychischen Ursachen, da durch den wiederhergestellten Energiefluss und durch die gelösten Blockaden die allgemeine Symptomatik des betroffenen Patienten rasch abnimmt. Dieser wird weniger von Schmerzen geplagt und fühlt sich besser. Dadurch wird beispielsweise auch das Schlafverhalten verbessert und durch einen regelmäßigeren und längeren Schlaf fühlt sich der betroffene Patient am nächsten Morgen nicht allzu müde. Der Körper des Menschen muss immer als Ganzes angesehen werden, da Körper und auch Geist zusammen arbeiten müssen, damit der Mensch gesund bleibt oder gesund werden kann.

Auch chronische Erkrankungen können Personen in eine Art depressive Stimmung versetzen. Besonders die chronischen Erkrankungen der Atemwege haben über die Jahre enorm zugenommen. Doch auch Menschen, die unter dauerhafter, immer wiederkehrender Migräne leiden, kennen das Prinzip zwischen Ursache und Wirkung. Sobald die Migräne auftritt, werden viele betroffene Patienten handlungsunfähig. Sie machen die Jalousien zu, legen sich ins Bett bei völliger Dunkelheit und Stille und warten bis der Migräneanfall vorbei ist.

Trotz weit fortgeschrittener Medizinmöglichkeiten gibt es für gewisse chronische Erkrankungen noch keine Ideallösung. Nicht alles kann mit einer Tablette und einem Glas Wasser behandelt werden. Chronische Symptome oder immer wiederkehrende Schmerzen können einen Menschen zermürben. Am Anfang, wenn man die Diagnose erhält, sind häufig die körpereigenen Akkus noch relativ aufgeladen. Je länger die Probleme aber bestehen und je häufiger sie wieder kommen, desto deprimierter wird der betroffene Patient. Um beim Thema Migräne zu bleiben, wird einmal der Zusammenhang zwischen der Schröpftechnik und dem Migräneanfall erläutert. Beim Schröpfen werden grundsätzlich immer bestimmte Punkte gereizt und stimuliert. Unser Gehirn ist in der Lage, gewisse Reize abzuspeichern und kann uns somit aktiv vom Schmerz über einen längeren Zeitraum oder in manchen Fällen auch für immer befreien. Sobald die Blockade aufgelöst wurde und die Durchblutung ihren ganz normalen Weg gehen kann, werden von unserem Körper körpereigene Enzyme freigesetzt, die der körperlichen Heilung dienen. Somit kann bei Menschen, die dauerhaft unter Migräne leiden, die Schröpftechnik helfen, um Migräneanfälle zu minimieren, da im Vorfeld durch die Schröpfmethode bereits kleinste Blockierungen gelöst werden können.

Außerdem ist es besonders für psychisch angeschlagene Menschen wichtig, auch mal wieder etwas für sich zu tun. Eine Auszeit aus dem stressigen oder auch tristen Leben kann hier die Schröpfmethode darstellen. Bereits das Durchlesen dieses Buches stellt eine Tätigkeit dar, in der die betroffene Person sich nur mit sich selbst und dem Lesen beschäftigt.

Für Menschen, die denken, sie könnten nichts, kann das Erlernen und Anwenden der Schröpfmethode bei sich selbst und auch bei anderen zu einem Alleinstellungsmerkmal führen, nach dem Sie sich schon so lange sehnen. Auch für Personengruppen, die den ganzen Tag nichts zu tun haben und sich deshalb wertlos fühlen, kann das Erlernen der Schröpfmethode Abhilfe schaffen. Hierbei kommt es häufiger vor, dass diese Personen sich dann stark auf die alternative Medizin konzentrieren oder auch anfangen, sich über die traditionelle chinesische Medizin zu belesen, da häufig eine Art der Faszination einsetzt, wenn man selbst merkt, dass auch ohne Medikamente eine aktive Schmerzlinderung stattfinden kann.

Außerdem ist es zusätzlich noch ein gutes Gefühl, sich selbst helfen zu können und auch bei anderen das Wissen anwenden zu können. Insofern Sie wissen, welche Punkte bei welcher Schmerzsymptomatik geschröpft werden können, können Sie diese Methode auch an Ihren Mitmenschen ausüben, wenn keine Kontraindikation vorliegt.

Studien zum Thema Schröpfen

Die erste Studie , die hier vorgestellt werden soll, anhand unterschiedlicher Indikationen bezüglich der Wirksamkeit vom Schröpfen, ist von der Universität Duisburg in Verbindung mit der Universität Essen und der Carstensstiftung, durchgeführt worden. Die Indikation war das Karpaltunnelsyndrom. Hierbei wurde die Wirkung des blutigen Schröpfens in Verbindung mit dem Karpaltunnelsyndrom untersucht.

Kurz zur Erklärung, worum es sich bei einem Karpaltunnelsyndrom handelt:
Der Karpaltunnel liegt anatomisch im Handgelenk und befindet sich auf der Handinnenseite. Der Karpaltunnelboden entsteht durch die Knochen der Elle und der

Speiche (diese beiden Knochen bilden gemeinsam den Unterarm). Über dem Karpaltunnel befindet sich ein Band, welches gespannt ist und Retinaculum flexorum genannt wird. Dieses Band ist dafür zuständig, dass alle Muskeln, die sich unter diesem Band befinden, an Ort und Stelle verbleiben, um die Fingerbewegungen zu gewährleisten. Im Karpaltunnel selbst befinden sich neben mehreren Sehnen der Fingermuskulatur, auch der sogenannte Medianusnerv. Dieser Medianusnerv ist für die Sensibilität in unserem Daumen, dem Zeigefinger, dem Mittelfinger, aber auch für die Sensibilität an der Ringfingerseite zuständig. Zusätzlich ist er noch für die Daumenballenmuskulatur verantwortlich und ermöglicht unter anderem die Greifbewegung. Somit ist der Medianusnerv ein sehr wichtiger Nerv für unsere Hände.

Wenn es nun zu einem Karpaltunnelsyndrom kommt, wird der Medianusnerv im Handgelenk eingeklemmt. Dies führt vor allem zu Schmerzen, zu Taubheitsgefühlen und auch zu einem Kribbel-Empfinden des Daumens, des Zeigefingers und auch des Mittelfingers.

Als Ursache liegt hier meist eine Einklemmung, eine Schwellung oder auch eine Entzündung von benachbarten Sehnen vor. Die häufigste Ursache stellen hier geschwollenen Sehnen dar.

Vor allem bei dauerhafter und einseitiger Belastung der Hände kommt ein Karpaltunnelsyndrom relativ häufig vor, beispielsweise bei Sekretärinnen, die den ganzen Tag mit der Computertastatur arbeiten.

Frauen sind von einem Karpaltunnelsyndrom häufiger betroffen als Männer. Es handelt sich hierbei meist um kein plötzliches Ereignis, sondern kündigt sich ganz schleichend und langsam, über einen gewissen Zeitraum, an.

Diagnostiziert wird ein Karpaltunnelsyndrom über ein Arztgespräch mit einer Anamnese bezüglich der Schmerzen, einer körperlichen Untersuchung, bis hin zu einer Nervenleitgeschwindigkeitsmessung. Auch ein Röntgenbild oder eine MRT-Untersuchung der betroffenen Hand oder der betroffenen Hände findet hier oft Anwendung.

Wie das Karpaltunnelsyndrom behandelt wird, hängt von der Schwere ab. Es kann sowohl operativ als auch konservativ therapiert werden. Wobei meist, wie bei allen Erkrankungen auch, zuerst eine konservative Therapie empfohlen wird.

Kommen wir nun zur durchgeführten Studie:
In etwa 2 Millionen Menschen sind von einem Karpaltunnelsyndrom deutschlandweit betroffen. Hierbei werden häufig eine Verspannung im Schulterbereich oder Schmerzen im Nacken zusätzlich diagnostiziert und somit indirekt mit dem Karpaltunnelsyndrom in Verbindung gebracht. Gerade die Verbindung des Karpaltunnelsyndroms mit der Schulter hat sich die For-

schungsgruppe zunutze gemacht.

Hierfür wurde eine zufällige Kontrolltherapiestudie durchgeführt, mit Personen, die in zwei unterschiedliche Gruppen eingeteilt wurden. Insgesamt nahmen an der Studie 52 Brachialgie- Patientinnen und -Patienten teil. Unter einer Brachialgie versteht man einen Schmerz im Arm, der häufig durch eine Kompression des Plexus brachialis oder auch durch eine mechanische Reizung hervorgerufen werden kann. Bei der ersten Gruppe innerhalb der Forschung wurde jeweils bei jedem Patienten eine einmalige Schröpfbehandlung, eine sogenannte blutige Schröpfbehandlung, im Schulterbereich durchgeführt. Beim blutigen Schröpfen wird, bevor das Schröpfglas auf die Haut gebracht wird, die Haut erst mit einer kleinen Kanüle angeritzt. Wohingegen die zweite Gruppe, die als Kontrollgruppe diente, lediglich einen Ingwersack auf den Schulterbereich gelegt bekommen hat, welcher Wärme spenden sollte. Beide Maßnahmen fanden lediglich nur einmal statt und die Patienten wurden für sieben Tage hinsichtlich Ihrer Symptomatik beobachtet. Die Schmerzen der ersten Gruppe, die einmalig eine blutige Schröpfbehandlung erhalten hatte, sind um insgesamt 60 % gesunken. Wobei in der zweiten Gruppe, der Kontrollgruppe, ein Schmerzrückgang von lediglich 23 % erwirkt werden konnte. Die Schröpfgruppe berichtete außerdem über weniger Taubheitsgefühle, über verringerte Nackenschmerzen, über verringerte Kribbelgefühle und zudem berichteten die Personen von einer besseren physischen Lebensqualität durch mehr Beweglichkeit.

Alles nur aufgrund des Placeboeffekts?
Dadurch, dass bei allen teilgenommen Patienten aus beiden Gruppen die Erwartungen und Hoffnungen an eine Schmerzlinderung durch die unterschiedlichen Therapiemaßnahmen gleich groß waren, die Schröpfgruppe aber mit 60 % Schmerzlinderung insgesamt 37 % mehr Schmerzlinderung erfahren konnten als die Kontrollgruppe, ist dies ein deutliches Zeichen dafür, dass es sich nicht um eine reine Placebowirkung handeln kann, sondern über diese enorm hinausgeht. Ob und inwieweit der Placeboeffekt innerhalb einer Forschung im Allgemeinen auftritt und inwieweit dieser in den hier vorgestellten Probandengruppen eine Rolle gespielt hat, lässt sich nicht abschließend klären, aber es zeigt in diesem Fall deutlich, dass die Schmerzlinderung, die mit dem blutigen Schröpfen einhergeht, deutlichen Erfolg zu verbuchen hat.

Zu ernsteren Nebenwirkungen ist es in keiner der beiden Forschungsgruppen gekommen. Die Schröpfbehandlungen wurden von allen teilnehmenden Patienten als nicht schmerzhaft empfunden und gut vertragen. Was jedoch innerhalb dieser Studie unklar bleibt, ist, inwieweit sich die positiven Auswirkungen des einmaligen Schröpfens für die Zukunft gestalten werden, da die Patienten lediglich sieben Tage lang beobachtet wurden. Bei dieser Studie kam heraus, dass das Schröpfen durch seine muskuläre Spannungslösungsmöglichkeit in dem Schulterdreieck günstige Effekte auf den betroffenen Nerv bei einem Karpaltunnelsyndrom aufweist.

Quelle:https://www.carstens-stiftung.de/artikel/schroepfen-klinische-wirksamkeit-erstmals-belegt.html

Kommen wir nun zur zweiten hier vorgestellten Studie, die eine andere Indikation aufweist.

In dieser Studie wurde die Wirksamkeit des Schröpfens mit Nackenschmerzen und dessen Linderung untersucht. Nackenschmerzen sind eine der Hauptindikationen für das Schröpfen. Besonders Nackenschmerzen stellen ein alltägliches Problem der Gesellschaft dar. Mögliche Ursachen für Beschwerden im Nackenbereich sind degenerative Veränderungen der Bandscheibe, degenerative Veränderung der Facettengelenke, ungünstige Arbeitsbedingungen wie beispielsweise das statische Sitzen vor einem Computer, Belastungen des Nackens, die zu einer Veränderung des Bindegewebes und des Muskelgewebes führen können, wie auch verschiedene psychische Faktoren.

Bei dieser Studie handelt es sich um einen Zusammenschluss von insgesamt drei durchgeführten Studien, die unabhängig voneinander bezüglich ihrer Wirkung bei unterschiedlichen Schröpftechniken im Bezug auf chronische Nackenschmerzen untersucht wurden.

Hierbei wurde sowohl das blutige Schröpfen, das trockene Schröpfen, als auch das maschinell-pulsierende Schröpfen untersucht. Im Fokus dieser Forschungen stand auf der einen Seite, ob es möglich ist, mittels des jeweiligen Schröpfverfahrens eine geringere Schmerzintensität zu erreichen, wie auch eine Reduktion von der Hyperalgesie zu erlangen.

Bei einer Hyperalgesie handelt es sich um das gesteigerte Empfinden bei einem Schmerzreiz.

Jede Studie wurde insgesamt mit 50 Patienten durchgeführt, die alle besondere Kriterien erfüllen mussten:

Die Patienten mussten alle im Alter von 18 bis 75 Jahren sein und der bestehende Nackenschmerz musste mindestens seit drei Monaten vorhanden sein, mit einer Schmerzstärke von mindestens vier Punkten auf einer Schmerzskala von 10 Punkten.

Hier gab es jedoch auch wichtige Ausschlusskriterien, bei denen Patienten nicht an den Studien teilnehmen konnten. Patienten, auf die folgendes zugetroffen ist, konnten nicht an den Studien teilnehmen:

Wenn der Patient insulinpflichtig war, aufgrund einer Diabetes-mellitus-Erkrankung,
wenn der Patient eine angeborene Wirbelsäulenfehlbildung hatte,
wenn der Patient erst im letzten Jahr an der Wirbelsäule operiert wurde,

wenn innerhalb der letzten vier Wochen vor Studienbeginn eine invasive Therapie an der Wirbelsäule durchgeführt wurde,
wenn eine entzündliche Erkrankung vorlag,
wenn der Patient eine verstärkte Blutungsneigung aufwies oder es bei den Patienten in dem zu behandelnden Areal zu einer Hauterkrankung gekommen ist.

Für die Patienten, auf die kein Ausschlusskriterium zutraf, die aber alle Grundvoraussetzungen erfüllt hatten, konnte es nun losgehen. Diese wurden dann von einem sehr erfahrenen Schröpftherapeuten körperlich untersucht und es wurden für diese Studien beim jeweiligen Patienten Befunde des Bindegewebes erstellt. Patienten, bei denen gestaute Zonen des Bindegewebes oder Füllsymptomatiken vorlagen, wurden zur blutigen Schröpfmethode zugeordnet. Patienten, bei denen eine schmerzhafte Verhärtung vorlag oder ein allgemein geschwächter Zustand zu vermuten war, wurden entweder zu der trocken Schröpfstudie oder auch zu der maschinell-pulsierenden Schröpfstudie einsortiert.

Innerhalb der jeweiligen Studie kam es dann zur Aufteilung. 50 % (25 Personen) der Studienteilnehmer innerhalb einer Studie wurden zur Behandlungsgruppe definiert, wohingegen die anderen 50 % (25 Personen) der Studienteilnehmer in die Wartegruppe sortiert wurden. Nachdem die Studienzuordnung erfolgt war, erfolgte im Anschluss eine völlig voneinander unabhängige Studiendurchführung aller drei Studien.

Die Messungen:
Alle drei Studien hatten das gleiche Protokoll. Dieses Protokoll sah folgende Punkte vor:

Am siebten Tag nach Studienbeginn bekamen die Patienten Fragebögen zu drei unterschiedlichen Themen. Das erste Thema war der sogenannte Neck Disability Index, welcher einfachheitshalber mit NDI abgekürzt wird und die Nackenschmerzen bedingt durch funktionelle Einschränkungen beschreibt. Ein Fragebogen für das Schmerzempfinden bei einer Kopfbewegung, wie auch ein Fragebogen zur Erfassung der eigenen Lebensqualität, musste ebenfalls ausgefüllt werden. Nachdem die Patienten alle die Fragebögen ausgefüllt hatten, wurde mittels eines Algometers die Druckschmerzschwelle bestimmt. Hierdurch wurde dauerhaft ein kontinuierlicher Druck auf die Haut ausgeübt, der prozentual zugenommen hat. Hierbei wurde der Patient gefragt, ab wann er das aller erste Mal einen leichten Druckschmerz empfunden hat. Dies wurde dann als Druckintensität definiert und als Druckschmerzschwelle festgehalten.

Nachdem die letzte Behandlung abgeschlossen war, wurden vier Tage später die Fragebögen erneut ausgeteilt und von den Patienten erneut ausgefüllt, wie auch die Messungen bezüglich des Druckschmerzgefühls wurden ebenfalls wiederholt. Beim blutigen Schröpfen war das an Tag 11, beim trocken Schröpfen war dies an Tag 28 und auch beim maschinell-pulsierenden Schröpfen war dies ebenfalls an Tag 28.

Außerdem mussten alle Patienten ein Schmerztagebuch führen. Die Patienten des blutigen Schröpfens von Tag 0 bis Tag 11, die Patienten vom trockenen Schröpfen und vom maschinell-pulsierenden Schröpfen mussten dieses Tagebuch von Tag 0 bis Tag 28 führen. In diesem Schmerztagebuch musste dreimal am Tag der vorhandene Schmerz auf einer Schmerzskala von 0 bis 10 zugeordnet werden. Wenn der betroffene Patient eine 0 eingetragen hat, hieß dies, dass kein Schmerz vorlag. Hat der betroffene Patient eine 10 ausgewählt, bedeutete dies, dass der betroffene Patient den stärksten Schmerz, den er sich nur vorstellen kann, verspürte. Nachdem die erste Messung abgeschlossen war, wurde das erste Mal geschröpft. Bei der Trockenschröpfstudie wurden hierfür 4 bis 10 Schröpfköpfe an genau festgelegten Arealen angebracht.

Hier wurde vor allem auf die individuelle Schmerzbestimmung wie auch auf den Gewebezustand geachtet und es wurden lediglich gesunde Hautareale behandelt.

Bei der blutigen Schröpfstudie wurden etwas weniger Schröpfköpfe benutzt. Hier lag der Rahmen zwischen 2 bis 6 Schröpfköpfen pro Patient, die genauso wie bei der trockenen Schröpftstudie völlig individuell an im Vorfeld ausgesuchten Arealen befestigt wurden. Doch bevor das Schröpfglas aufgesetzt wurde, wurde mit einer Lanzette die Haut aufgepiekst. Da die Haut von Patient zu Patient unterschiedlich reagiert, wurde der Zeitrahmen je nach Hautreaktion zwischen 10 und 20 Minuten gesetzt. Bei der maschinell pulsierenden Schröpfmethode wurde ein sogenanntes Pneumatron zu Hilfe genommen. Hierbei wurde ein Kombinationsschröpfen durchgeführt. Dieses bestand sowohl aus der Schröpfkopfmassage als auch dem stationären Schröpfen.

Diese Kombinationsschröpfmethode wurde mit 2 bis 4 Saugglocken maximal durchgeführt. Dieses Verfahren nennt sich auch pneumatische Pulsationstherapie.

Bei der trockenen Schröpfmethode, wie auch bei der maschinell pulsierenden Schröpfmethode, gab es insgesamt 5 Behandlungen, die in etwa alle 3 bis 4 Tage durchgeführt wurden. Wohingegen die blutige Schröpfbehandlung nur einmal angewandt wurde.

Die Ergebnisse:

Pro Studie haben 50 Patienten teilgenommen, also insgesamt 150 Personen. Eine vollständige Auswertung lag jedoch nicht von 150 Personen vor. Bei der blutigen Schröpfstudie gab es ein vollständiges Ergebnis von 45 Patienten. Bei der trockenen Schröpfstudie waren es vollständige Datensätze von 46 Patienten und innerhalb der maschinell pulsierenden Schröpfstudienanalyse gab es 42 vollständige Auswertungen. Insgesamt lagen also von 150 Patienten, die an diesen 3 Studien teilgenommen haben, nur von 133 Patienten eindeutige und vollständige Auswertungen bereit. Bei der Auswertung wurde nun unterschieden zwischen dem Schmerz, der Lebensqualität und auch der Druckschmerzschwelle. Beginnen wir mit der Schmerzauswertung:

Grundsätzlich nahm die Schmerzrate bei der Behandlungsgruppe im Gegensatz zur Wartegruppe kontinuierlich ab.

Bei der blutigen Schröpfstudie gab es vor allem am zweiten Tag die stärksten Unterschiede zwischen den beiden Gruppen. Bei der trockenen Schröpfstudie hingegen unterschieden sich die Angaben beider Gruppen erst nach der fünften Behandlung. Bei der maschinell-pulsierenden Schröpfstudie gab es bezüglich der Schmerzstärke direkt nach der ersten Behandlung einen signifikanten Unterschied. Bei der blutigen Schröpfmethode innerhalb der Behandlungsgruppe kam es zu einer Schmerzlinderung von 30,5 Prozent im Durchschnitt.

Bei der trockenen Schröpfmethode lag eine Schmerzlinderung von 27,5 % im Durchschnitt vor. Bei der maschinell-pulsierenden Schröpfmethode war die Schmerzreduktion am höchsten, mit 34 % im Durchschnitt.

Vor allem die Schmerzen bei einer Kopfbewegung änderten sich enorm im Gegensatz zu der Wartegruppe.

Lebensqualität:

Im Allgemeinen betrachtet änderte sich in allen drei Studiengruppen für die Behandlungsgruppe die Lebensqualität signifikant im Gegensatz zu der Wartegruppe. Jedoch unterschieden sich die Gründe, warum eine verbesserte Lebensqualität vorlag.

Bei der blutigen Schröpfstudie wurde vor allem die körperliche Summenskala verbessert. Der körperliche Schmerz wie auch die körperliche Vitalität wurden in der trockenen Schröpfstudie deutlich verbessert. Wohingegen bei der maschinell-pulsierenden Schröpfstudie sowohl die körperlichen Schmerzen als auch die körperliche Summenskala verbessert werden konnte.

Druckschmerzschwelle:

Je größer die Druck-Schmerzschwelle ist, desto weniger empfindlich reagiert der Patient auf einen Druckschmerz. Bei der Untersuchung wurde sowohl das Schmerzmaximum als auch das angrenzende Areal gemessen.

Die Druckschmerzschwelle veränderte sich in allen drei Studiengruppen. Sie vergrößerte sich innerhalb der Behandlungsgruppe deutlich stärker als in der Wartegruppe.

Außerdem spannend zu wissen ist, dass die funktionelle Einschränkung bezüglich der Nackenschmerzen nur bei der trockenen und maschinellen Schröpftechnik verringert werden konnte. Bei dem blutigen Schröpfen fand keine Besserung der funktionalen Einschränkung durch Nackenschmerzen statt.

Das Fazit der drei Studien:
In allen drei Studien konnten sich die unterschiedlichen Schröpftechniken als effektiv erweisen in der Therapie bei chronischen Nackenbeschwerden. Ein direkter Vergleich der drei Studien Ergebnisse ist jedoch nicht sinnvoll. Hierbei ist jede der drei Studien bezüglich der unterschiedlichen Methoden einzeln zu betrachten.

Was wird benötigt?

Zum Schröpfen benötigt man hauptsächlich folgende Dinge:

Die **Schröpfgläser** (das Hauptinstrument) sind mit Abstand die wichtigste Anschaffung.
Einen Stuhl oder eine Liege (je nach dem, ob das Schröpfen im Sitzen oder im Liegen durchgeführt werden soll).
Ausreichend Zeit, denn unter Zeitdruck zu stehen oder im schlimmsten Fall zeitlich bedingt eine Schröpfbehandlung abbrechen zu müssen, ist alles andere als zielführend.
Bei manchen Schröpftechniken wird **eine weitere Person** benötigt. Beispielsweise, wenn es um das Schröpfen im Rückenbereich geht, da dort alleine nur sehr schwer bis gar nicht selbst geschröpft werden kann. Insofern es

sich um Stellen handelt, die Sie alleine gut erreichen können, ist, wenn Sie das nicht wünschen, auch keine weitere Person nötig.

Eine **Anleitung mit Bildmaterial**, wie man selbst auch ohne Hilfe zu Hause schröpfen kann. Je detailgetreuer diese Anleitungen und Skizzen sind, desto einfacher und schneller kann ein Interessierter diese Methode zu Hause anwenden.

Für die bessere Gleitfähigkeit benötigt man bei einer Schröpfbehandlung **etwas Öl oder Bodylotion**. Da die Anschaffung sich auch wirklich lohnen soll, sollte es sich bei allen Präparaten um qualitativ hochwertige Produkte handeln.

Schröpfgläser im Vergleich

Die ursprünglichen Schröpfgläser waren damals aus Glas, welches von der Struktur her sehr brüchig war. Damals gab es einfach noch keine vernünftige Alternative, die vom Material her angebrachter gewesen wäre. Dies hat sich zum Glück geändert. Heutzutage haben wir sowohl Schröpfgläser aus Glas (wobei diese nicht mehr aus einem brüchigen Material bestehen) als auch Schröpfköpfe aus Silikon.

Schröpfgläser aus Glas werden immer noch verwendet. Hierbei wird mithilfe einer Flamme und durch das Aufsetzen des Glases auf die Haut ein Vakuum hergestellt, dass das Schröpfen erst möglich macht. Es gibt jedoch auch Schröpfköpfe, die selbst zusammen gedrückt werden oder auch Schröpfgläser, die eine Vakuumpumpe enthalten, um so das Vakuum herzustellen. In der heutigen Zeit werden beim Cupping Glocken aus Silikon verwendet.

Erläuterung: Schröpfglas ohne einen Saugball:
Bei der "Schröpfglas ohne Saugball Methode“ wird einzig und allein der Unterdruck durch die Hitze erzeugt. Hierfür wird ein Wattebausch in Alkohol getränkt und erhitzt, welcher dann in das Glas gesteckt wird, für ein paar Minuten. Wenn eine hohe Temperatur erreicht wurde, wird dann das Schröpfglas auf die Haut gebracht und ein Vakuum System entsteht. Diese Methode war damals der Standard, wird aber auch vereinzelt heute noch praktiziert.

Erläuterung: Schröpfglas mit einem Saugball:
Die Glasmethode mit einem Saugball ist ein wenig leichter zu bedienen. Hierbei ist das Schröpfglas mit einer Vakuumpumpe oder mit einem Vakuumball ausgerüstet. Dies bedeutet, dass die Schröpfgläser als erstes auf die Haut gesetzt werden und die Luft, die sich innerhalb des Glases befindet, wird mithilfe der befestigten Pumpe entzogen. So entsteht auf der Haut das gewünschte Vakuum. Diese Methode ist vor allem für Anfänger deutlich besser geeignet als die Feuermethode und auch die Anwendung an sich wird häufig als angenehmer wahrgenommen. Außerdem ist es mit einem Schröpfglas, das mit einem Saugball ausgestattet ist, möglich, sich selbst

ohne fremde Hilfe zu schröpfen. Auch bei einer Paarmassage werden häufig Schröpfgläser mit einem Saugball verwendet.

Außerdem gibt es auch noch Schröpfgläser aus Silikon, diese sind deutlich besser zu reinigen. Zusätzlich sind diese deutlich stabiler und halten hierdurch im Umkehrschluss auch deutlich länger. Wenn jemand über traditionelle Saug- oder Schröpfgläser spricht, sind allerdings so gut wie immer die aus Glas gemeint. Glasschröpfgläser können als ganzes Gläserset bestellt werden. Für einige Schröpfmethoden und Schröpfzonen sind eine Mehrzahl an Schröpfgläsern notwendig, um die gesamte Zone abzudecken. Im Gläserset werden meist zwischen 2 bis 20 Gläser verkauft. Die Schröpfgläser werden dann in einem Set, häufig zusammen mit einem Koffer, geliefert. In diesem Set befindet sich meist ein komplettes Zubehör, sodass direkt nach Eintreffen des Koffers mit dem Schröpfen begonnen werden kann. Gerade, wenn man das Hauptaugenmerk auf das Schröpfen zu Hause legen möchte, sind Schröpfgläser aus Silikon mehr zu empfehlen. Sie sind einfach deutlich stabiler und so idealer für Anfänger geeignet. Das Angebot an Schröpfgläsern ist riesig und welche Sie genau kaufen möchten, sollte gut recherchiert werden.

Beim Kauf ist vor allem auf Qualität und auch auf die Verarbeitung zu achten. Schauen Sie sich hierfür ruhig Vergleiche und Bewertungen im Internet an. Am besten sind Schröpfgläser oder auch Schröpfsets über das Internet erwerbbar.

Zu den beliebtesten Marken für Schröpfgläser zählen:

- AKTIVAMED
- GlasDeko24
- Lunata
- Lauschaer Glas
- PULOX
- Lux-In GmbH

Schröpftechniken im Überblick

Beim Schröpfen wird hauptsächlich unterschieden zwischen dem trockenen Schröpfen, dem blutigen Schröpfen, dem Feuerschröpfen und auch einer sogenannten Schröpfmassage. Je nach Indikation und persönlicher Vorliebe kann zwischen diesen Techniken gewählt werden.

Nachfolgend finden Sie die einzelnen Schröpftechniken mit einer jeweiligen Beschreibung und mit Bildmaterial, damit Sie eine genaue Vorstellung davon bekommen können, wie die einzelnen Techniken aussehen und worin sie sich unterscheiden.

Als erstes legen Sie das zu behandelnde Areal fest. Stellen Sie sich hierfür die Frage, welche Beschwerden Sie haben und gerne behandeln möchten. Haben Sie beispielsweise Schmerzen in der Halswirbelsäule oder eher in der Lendenwirbelsäule, vielleicht tut aber auch Ihr Knie weh? Die Festlegung des Areals benötigen Sie zwingend, um sich die passenden Skizzen und Schröpfbeschreibungen heraus zu suchen, bevor Sie mit dem eigentlichen Schröpfen beginnen können.

Dann ist es besonders wichtig, die Schröpfgläser oder das zu behandelnde Areal einzucremen, bevor mit der Behandlung begonnen werden kann. Dass dies vor dem Festsaugen der Schröpfgläser passiert, ist wichtig, um beispielsweise bei einer Schröpfmassage ein größeres Areal behandeln zu können, da die Schröpfgläser dann besser in der Lage sind, über die Haut zu gleiten.

Sobald das Areal feststeht und die Schröpfgläser oder das zu behandelnde Areal eingecremt sind, kann es dann auch schon losgehen. Hier kommt es nun darauf an, für welches Schröpfglas Sie sich entschieden haben und welche Schröpftechnik Sie gerne durchführen würden.

Hierzu folgen nun die unterschiedlichen Techniken, inklusive der Anwendungsbeschreibung.

DAS TROCKENE SCHRÖPFEN

Hierbei handelt es sich um eine Technik, die besonders für Menschen geeignet ist, die das Schröpfen gerade erst erlernen. Außerdem gibt es eine Menge an Kontraindikationen beim blutigen Schröpfen, wohingegen es bedeutend weniger Kontraindikationen beim trockenen Schröpfen gibt. Wenn Sie also ein „Schröpfneuling" sind oder gegebenenfalls auch noch etwas unsicher sind, ist die trockene Schröpfmethode für Sie am besten geeignet. Nachdem Sie sich das Areal, das behandelt werden soll, ausgesucht haben und die Schröpfgläser oder Ihre Haut bereits eingecremt sind, kann es mit dem trockenen Schröpfen losgehen.

Eine trockene Schröpfsitzung, die Sie zu Hause durchführen, sollte zu Beginn nicht länger als 15 Minuten andauern. Das trockene Schröpfen wird häufig auch das unblutige Schröpfen genannt, meint aber dasselbe. Beim trockenen Schröpfen werden durch den starken Unterdruck rote Blutzellen ins Gewebe abgegeben und dem eigenen Körper wird mitgeteilt, dass sich an genau dieser Stelle eine starke Entzündung befindet. Der Körper reagiert auf diese Information direkt und aktiviert den Stoffwechsel, damit er die Entzündung bekämpfen kann. Dies führt zur enormen Zunahme der Durchblutung an der geschröpften Stelle. Infolge eines trockenen Schröpfens können so, wie bei allen anderen Schröpftechniken auch, Blutergüsse entstehen. Auch das Gefühl, einen Muskelkater zu haben, ist kein seltenes Phänomen.

Prinzipiell läuft das trockene Schröpfen in vier unterschiedlichen Schritten ab.

1. Es müssen die Zielpunkte festgelegt werden.

2. Die Schröpfköpfe müssen richtig angebracht werden.
3. Die Schröpfköpfe werden auf der Haut belassen für eine bestimmte Zeit.
4. Nach der Methode werden die Schröpfköpfe von der Haut entfernt und die Haut wird massiert.

Beginnen wir bei Punkt eins: den Zielpunkten.

Als erstes müssen Sie herausfinden, welche Stelle Sie gerne schröpfen möchten. Hierbei kommt es enorm auf Ihren Krankheitsverlauf oder auch auf persönliche Vorlieben an. Gerade in Bereichen, in denen Hautareale zu wenig durchblutet werden, eine Cellulite sehr weit ausgeprägt ist oder eine Vielzahl an Muskelverspannungen vorliegen, sind diese Areale zum Schröpfen direkt auswählbar.

2. Die Schröpfköpfe werden, je nach Vorliebe und Equipment, entweder mittels Hitze oder mittels einer Vakuumpumpe auf der Haut befestigt. Außerdem gibt es auch Vakuumpumpen, die elektrisch betrieben werden. Diese werden jedoch eher im professionellen Bereich eingesetzt. Besonders wichtig ist, dass Sie gerade am Anfang Ihrer ersten Schröpfversuche nur einen ganz leichten Unterdruck ausüben, um festzustellen, wie Ihnen das Ganze bekommt. Insofern Sie alles gut vertragen, können Sie selbstverständlich mit der Zeit den Unterdruck erhöhen.

3. Es ist wichtig, die Dauer des Schröpfens im Auge zu behalten. Das am häufigsten verwendete Zeitfenster liegt beim Schröpfen zwischen 10 bis 20 Minuten. Beim Schröpfen sollte vor allem darauf geachtet werden, dass die Schröpfköpfe nicht zu kurz, aber auch erst recht nicht zu lange auf der Haut verbleiben. Insofern sich die geschröpften Stellen während des Schröpfvorgangs direkt rot oder blau verfärben, sind die Schröpfköpfe direkt abzunehmen. Auch, wenn die Bildung eines blauen Flecks nach der Behandlung erwünscht ist, kann es hier bei Nichtbeachtung zu schwerwiegenden Folgen kommen.

4. Nachdem die Schröpfköpfe nun die vorgegebene Zeit auf Ihrer Haut verweilt haben, werden diese von Ihrer Haut getrennt. Die Areale, die mit dem Schröpfkopf bearbeitet wurden, lösen gewisse Stoffe aus dem Körper heraus und sorgen dafür, dass diese bis zu unseren Lymphknoten wandern können. An unseren Lymphknoten werden sie vom Körper zersetzt und abgebaut.

DAS BLUTIGE SCHRÖPFEN

Das blutige Schröpfen, das häufig auch Hijama oder auch Hacamat genannt wird, ist eine besondere Form des Schröpfens. Die Schröpfgläser, die hier verwendet werden, sind identisch mit den Schröpfgläsern, die auch für die trockenen Schröpfmethode verwendet werden können. Das Schröpfen ist ebenfalls bei dieser Methode identisch mit der trockenen Schröpfmethode. Dennoch gibt es einen signifikanten Unterschied. Bei der blutigen Schröpfmethode wird, bevor die Schröpfgläser auf die Hautareale aufgetragen werden, die Hautstellen mithilfe einer Lanzette oder einer spitzen Nadel angeritzt. Auf diese angeritzten Hautstellen wird anschließend das Schröpfglas gesetzt, ein Vakuum erzeugt und das Blut des Patienten tritt dann an dieser Stelle aus. Doch warum tut man dies? Das blutige Schröpfen soll in erster Linie dazu dienen, den Blutfluss zu verbessern und Schadstoffe aus dem Körper zu leiten. Hierbei dauert eine Anwendung in der Regel zwischen 10 bis 20 Minuten. Häufig verspüren Patienten bereits nach der aller ersten Anwendung Linderung der Symptome. Da es sich hierbei jedoch um ein blutiges Verfahren handelt, muss zwingend hygienisch gearbeitet werden. Da außerdem beim blutigen Schröpfen Blut aus dem Körper austritt und jeder Mensch hierauf anders reagiert, ist es zwingend zu empfehlen diese Art des Schröpfens nur von einem Arzt und Fachmann durchführen zu lassen. Deshalb gibt es in diesem Buch auch keine genaue Anleitung für das selber blutig Schröpfen, da hier die Infektionsgefahr viel zu groß ist.

DAS FEUERSCHRÖPFEN

Beim Feuerschröpfen wird das Vakuum im Schröpfglas durch Hitze erzeugt. Hierfür wird die Luft, die sich im Schröpfglas befindet durch eine Flamme erwärmt, sodass sich die Luft infolgedessen ausdehnt und zum Teil aus dem Schröpfglas entweicht. Wenn dann die Flamme entfernt wurde, wird das Schröpfglas auf die Haut gesetzt. Durch das Abkühlen der Luft entsteht ein Unterdruck - ein Vakuum.

Durch das Vakuum wird an der ausgesuchten Stelle die Durchblutung erhöht sowie der Stoffwechsel angeregt. Hierdurch können Giftstoffe an die Hautoberfläche gebracht werden, Verhärtungen gelockert und auch Muskelverspannungen gelöst werden. Doch auch im Inneren unseres Körpers kann das Schröpfen eine positive Wirkung haben. Denn das Schröpfen wirkt zwischen dem Körperinneren und der Körperoberfläche und kann so auch auf innere Organe wirken, um bestehende Probleme zu lösen. Hierbei ist es unterschiedlich, wie lange eine Sitzung dauert, allerdings werden in der Regel Behandlungen von 10 bis 20 Minuten empfohlen. Hierbei kommt es zu kreisrunden Blutergüssen, die aber innerhalb weniger Tage wieder von alleine verschwinden.

DIE SCHRÖPFMASSAGE

Eine Schröpfmassage kann sowohl von Ärzten und Heilpraktikern ausgeführt werden als auch von Ihnen selbst, wenn es sich um ein Areal handelt, das Sie eigenständig erreichen können. Auch eine Partnerin oder ein Partner kann bei Ihnen eine Schröpfmassage durchführen. Hierfür wird als Erstes das ausgesuchte Haut Areal, welches behandelt werden soll, eingecremt oder eingeölt, je nachdem,wie es Ihnen lieber ist.

Das Öl oder auch die Creme sollte am besten einmassiert werden, da so das zu behandelnde Areal bereits leicht erwärmt ist und sich somit mit den Schröpfgläsern leichter behandeln lässt. Dann werden die Schröpfgläser angesetzt, das Vakuum wird erzeugt und im Anschluss werden mit den Schröpfgläsern leichte Bewegungen ausgeführt, sodass diese ein größeres Areal ansprechen. Je nachdem, wie verspannt das zu behandelnde Areal ist und je nachdem, wie schmerzempfindlich der Patient ist, kann eine Schröpfmassage auch als unangenehm oder schmerzhaft empfunden werden. Wie lange eine solche Schröpfmassage dauert, hängt vom jeweiligen Patienten ab und sollte in Verbindung mit seiner eigenen Schmerzempfindlichkeit entschieden werden. An den Schröpfgläsern müssen keine Vorbereitungen getroffen werden. Besonders für Menschen, die erst sehr selten oder vielleicht noch gar nicht geschröpft haben, ist grundsätzlich ein geringeres Vakuum zu empfehlen. Bei einer Schröpfenmassage werden meist 10 Schröpfgläser verwendet. Sehr wichtig ist es, darauf zu achten, dass bei der Schröpfmassage die Schröpfköpfe nicht direkt auf der Wirbelsäule platziert werden. Lediglich in unmittelbarer Nähe der Wirbelsäule dürfen sich die Schröpfköpfe befinden. Nachdem die Schröpfköpfe platziert wurden, bewegen entweder Sie oder eine Person Ihres Vertrauens den Schröpfkopf ganz langsam und vor allem auch gleichmäßig über das zu behandelnde Areal.

Außerdem ist es auch möglich, die Schröpfköpfe kreisförmig zu bewegen. Sollten Sie jedoch einen ganz bestimmten Punkt haben, an dem die Schmerzen am stärksten sind, kann auch das Schröpfglas an diesem Ort platziert werden und verweilen.

SCHRÖPFEN NACH MOXIBUSTION

Bei dieser Variante handelt es sich um eine Variation des trockenen Schröpfens. Hierbei werden im Vorfeld, bevor die Schröpfgläser angebracht werden, die zu behandelnden Punkte mithilfe von einer Moxazigarre erwärmt.

Hierbei handelt es sich um eine glühende Zigarre, die permanent dieselbe Hitze ausstrahlt. Wichtig ist, dass diese heiße Zigarre niemals die Haut berührt! Hierbei wird lediglich die heiße Spitze der Zigarre immer wieder an die zu behandelnden Punkte gebracht, diese Zigarre nähert sich zwar der Haut, wird dann aber wieder entfernt, bevor sie die Haut erreichen kann. Dieser Vorgang wird einige Male wiederholt. Hierbei erhitzen sich die ausgesuchten Hautstellen allmählich und werden rot, da an diesen Punkten die Durchblutung durch die Hitze gefördert wird. Wenn dies der Fall ist, können an diesen Stellen die Schröpfgläser angebracht werden und es erfolgt die normale trockene Schröpfung. Die sogenannte Moxazigarre kann im Internet erworben werden. Sie wird meistens im Set angeboten, wobei sich in einem Paket zwischen 5 bis 10 Moxazigarren befinden. Der Preis variiert je nach Hersteller und Anzahl, liegt aber grob zwischen 8,00 Euro und 15,00 Euro. Die Moxazigarre ist Grundvoraussetzung, um die nach ihr benannte Schröpftechnik anwenden zu können.

Vorteile des Selbst-Schröpfens

Das Schröpfen von zu Hause aus bringt sehr viele Vorteile mit sich. Heilpraktiker oder auch Ärzte, bei denen man einen Termin für die Schröpfbehandlung ausmachen kann, haben nicht rund um die Uhr geöffnet. Auch spontane Besuche, weil der Arbeitgeber einem beispielsweise heute spontan zwei Stunden eher frei gegeben hat, sind meist nicht möglich. Wenn Sie in Ihrer Wohnung ein ruhiges Plätzchen finden, wo Sie gegebenenfalls eine Liege oder auch einen Stuhl hinstellen können, um dort die Schröpfbehandlung durchführen zu können, sind Sie nicht mehr an Öffnungszeiten oder an vorgegebenen Terminen gebunden. Ob Sie an sich selbst eine Schröpfbehandlung morgens um 8:00 Uhr, mittags um 14:00 Uhr oder nachts um 04:00 Uhr durchführen möchten, spielt keine Rolle.

Die Zeit, in der Sie gerne schröpfen möchten, bestimmen ausnahmslos Sie selbst. Auch das Schamgefühl, das beispielsweise bei einer Schröpfmethode im Beckenbereich häufig vorkommt, da wir uns vor einem Arzt, Heilpraktiker oder auch Physiotherapeuten, unten herum komplett frei machen müssen, können wir uns ersparen, wenn wir selber schröpfen können. Um die Schröpftechnik anwenden zu können, muss als erstes das Material, also das entsprechende Equipment, vorliegen. Dies ist jedoch eine einmalige Anschaffung und kann bereits für wenig Geld erworben werden. Prinzipiell wird dazu geraten, bei Schröpfgläsern auf deren Qualität zu achten und lieber ein paar Euro mehr auszugeben als minderwertiges Material zu erwerben. Nichtsdestotrotz ist die Anschaffung, egal, ob es sich um ein preislich günstiges Modell oder um ein preislich höher klassisches Modell handelt, lediglich eine einmalige Anschaffung. Auch das Körperöl oder die Körpercreme ist in erster Linie eine einmalige Anschaffung, da Sie hiermit für sehr viele Behandlungen auskommen. Wenn Sie aber bei einem Arzt oder Heilpraktiker Ihres Vertrauens eine Schröpfbehandlung durchführen lassen wollen, bezahlen Sie jede einzelne Sitzung, die häufig im Bereich zwischen 30 Euro und 80 Euro liegt. Je nachdem, welche Indikation bei Ihnen vorliegt, unter welcher Symptomatik Sie leiden und wie stark der Schmerz ausgeprägt ist, können eine Vielzahl an Folgeterminen hinzukommen. Dies ist teuer, Sie sind an Termine gebunden und hierdurch sehr eingeschränkt.

Außerdem haben Sie, insofern Sie selbst von zu Hause schröpfen möchten, die freie Wahl. Möchten Sie, dass eine Person aus Ihrem direkten Umfeld Sie schröpft oder möchten Sie dies an den Stellen, an die Sie ran kommen, lieber selber tun? Das ist häufig abhängig davon, an welcher Stelle geschröpft werden muss. Leiden Sie beispielsweise unter Rückenschmerzen, kommen Sie mit dem Arm nicht soweit an den Rücken, dass Sie diese Schröpftechnik alleine durchführen können. Besonders, wenn Sie sich im Anfängerbereich befinden, ist hier Übung gefragt. Doch schon nach kurzer Zeit werden Sie merken, dass Sie an immer mehr Stellen selbst herankommen und immer seltener andere Menschen dafür benötigen. Natürlich gibt es aber auch Schröpfzonen, bei denen Sie immer jemanden zusätzlich benötigen. Dies ist beispielsweise bei der Brustwirbelsäule der Fall, da wir aus anatomischen Gründen hier nicht arbeiten können.

Für Heilpraktiker gibt es die Möglichkeit das Schröpfen in einer Art Weiterbildung zu lernen, um dieses den Patienten mit anbieten zu können. In einer solchen zusätzlichen Schulung werden sowohl alle Inhalte, die das Schröpfen betreffen, als auch praktische Teile gezeigt.

Die Schröpfmaterialien werden von der Fortbildungsstelle gestellt und je nach Anbieter unterscheidet sich sowohl das Angebot als auch der Preis für diese Weiterbildung enorm. Im Durchschnitt kostet eine Schröpffortbildung zwischen 200 Euro bis 300 Euro.

Anleitungen zum Selbstschröpfen

Die Schröpfanleitung ist für den Eigengebrauch gedacht und wurde nach bestem Wissen und Gewissen erstellt. Grundsätzlich darf hier aber nicht unerwähnt bleiben, dass eine Selbsttherapie immer auf eigene Verantwortung erfolgt. Sollten Sie Zweifel haben, ob das Schröpfen bei Ihnen angebracht ist, besprechen Sie Ihre Zweifel im Vorfeld mit Ihrem Arzt.

Wenn Sie sich dafür entscheiden, lieber selbst zu schröpfen und nicht zu einem Physiotherapeuten oder in andere Einrichtungen zu gehen, um eine Schröpfbehandlung professionell durchführen zu lassen, erhalten Sie nun Bildmaterialien und Informationen bei welchen Indikationen welche Stelle geschröpft werden kann. Schröpfen wird zur Behandlung von Muskelverspannungen und Muskel-Skelett-Schmerzen im Bindegewebebereich sowie zur Behandlung von tieferen Muskel- und inneren Organbeschwerden eingesetzt.

Vom Prinzip her ist das Schröpfen ganz leicht. Hierfür benötigen Sie Schröpfgläser, die auch Schröpfgefäße, Schröpfglocken oder Schröpfköpfe genannt werden. Diese dienen zur Behandlung von gesundheitlichen Problemen in Bereichen, in denen akute oder chronische Schmerzen auftreten, oder, die mittels bekannter Nervenbahnen zu inneren Organen führen, um so gesundheitliche Probleme lösen zu können.

Als erstes suchen Sie sich ein ruhiges Plätzchen aus, an dem Sie ungestört Ihre Schröpfbehandlung durchführen können. Außerdem legen Sie fest, an welcher Stelle bei Ihnen Schmerzen vorliegen, um so das zu behandelnde Areal zu bestimmen. Wenn dieses feststeht, müssen Sie entscheiden, ob dies ein Bereich ist, an dem Sie selber schröpfen können oder ob Sie eine weitere Person dafür benötigen. Wenn letzteres der Fall ist, suchen Sie sich eine Person aus Ihrem persönlichen Umfeld aus, der Sie vertrauen. Denn auf der einen Seite muss das Schröpfen genau nach Anleitung durchgeführt werden, aber vor allem müssen Sie sich für die Behandlung ausziehen. Außerdem müssen Sie festlegen, welche Schröpfbehandlung Sie durchführen lassen möchten. Bei Schröpfneulingen ist das trockene Schröpfen oder auch die Schröpfmassage zu empfehlen. Wenn nun alles feststeht und Ihre Schröpfgläser bereitstehen, cremen Sie entweder die Gläser oder Ihre Haut ein, um beispielsweise bei einer Schröpfmassage eine vernünftige Gleitfähigkeit zu erlangen, aber auch um gegebenenfalls noch mal eine bestimme Position der Schröpfgläser problemlos korrigieren zu können. Jetzt sind Sie startklar.

Das Schröpfglas, das auf die Haut gesetzt wird, kann entweder durch Hitze, durch das Zusammendrücken des Schröpfglases oder auch durch eine Vakuumpumpe ein Vakuum im Schröpfglas erzeugen. Hierdurch werden die obersten Hautschichten angesaugt, was einen verbesserten Lymphfluss, eine verbesserte Durchblutung und sogar teilweise einen effektiveren Fettabbau zur Folge hat. Dies ist jedoch nur die Theorie, kommen wir jetzt zur Praxis. Die folgende Auflistung zeigt den jeweiligen Schröpfbereich und die zugehörigen Indikationen:

Ohren

Bei einer Tinnitus Erkrankung oder bei Ohrgeräuschen im Allgemeinen können folgende Punkte geschröpft werden:

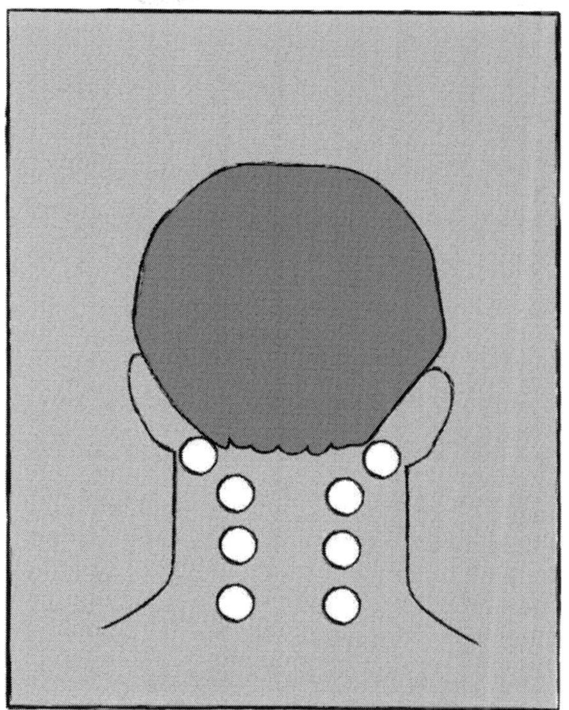

Im Nackenbereich werden insgesamt acht Schröpfgläser angebracht. Vier Schröpfgläser auf der linken Seite neben der Wirbelsäule und vier Schröpfgläser auf der rechten Seite, ebenfalls neben der Wirbelsäule. Das erste Schröpfglas wird schräg hinter dem Ohrläppchen angebracht, darunter dann senkrecht drei weitere

Schröpfgläser untereinander. Ganz wichtig ist es, wirklich darauf zu achten, dass diese neben der Wirbelsäule platziert werden. Das Gleiche wird auf der anderen Seite ebenfalls durchgeführt.

Tipp: Diese Schröpfpunkte lassen sich nur sehr schwer selber schröpfen, deshalb ist hier eine weitere Person empfehlenswert.

Bemerkung: Bei Migräne, Mandelentzündungen, Nasennebenhöhlenentzündungen und bei Schmerzen im Halswirbelbereich ist die Schröpfzone im Halswirbelbereich C 3 bis C 4 neben der Wirbelsäule zu wählen. Hierbei wird häufig das blutige Schröpfen bevorzugt und da das blutige Schröpfen am besten nicht zu Hause, sondern von einem Fachmann durchgeführt werden sollte, ist bei den genannten Symptomen der Gang zum Fachmann zu empfehlen.

Bei Bluthochdruck, Depressionen, Ödemen und hormonellem Ungleichgewicht hingegen kann die Schröpfzone am siebten Halswirbel verwendet werden, diese wird auch Hormonbuckel genannt. Hier ist das trockene Schröpfen das Mittel der Wahl.

HALS

Bei Halswirbelsäulenbeschwerden wie auch bei Schulterbeschwerden sind folgende Schröpfpunkte sinnvoll:

Hierbei werden insgesamt acht Schröpfgläser verwendet. Wobei es sich um sechs kleine Schröpfgläser für den Nackenbereich und um zwei große Schröpfgläser für den Nacken- Schulterbereich handelt.

Im Nackenbereich wird hierfür unter dem Haaransatz das erste Schröpfglas neben der Halswirbelsäule platziert. Dann folgen senkrecht zwei weitere Schröpfgläser, die untereinander und vor allem ebenfalls neben der Wirbelsäule platziert werden müssen. Genau dasselbe wird auch auf der anderen Seite durchgeführt, sodass es insgesamt sechs Schröpfgläser im Halswirbelsäulenbereich sind, wobei sich drei Schröpfgläser gegenüber stehen.

Die anderen beiden Schröpfgläser werden etwas tiefer platziert. Suchen Sie die Mitte Ihres Schlüsselbeins. Wenn Sie diesen mittigen Punkt gefunden haben, wandern Sie mit Ihrer Hand vom Schlüsselbein bis hin zum Rücken. Wenn Sie diesen Punkt gefunden haben, wird an dieser Stelle sowohl rechts als auch links jeweils ein Schröpfglas angesetzt.

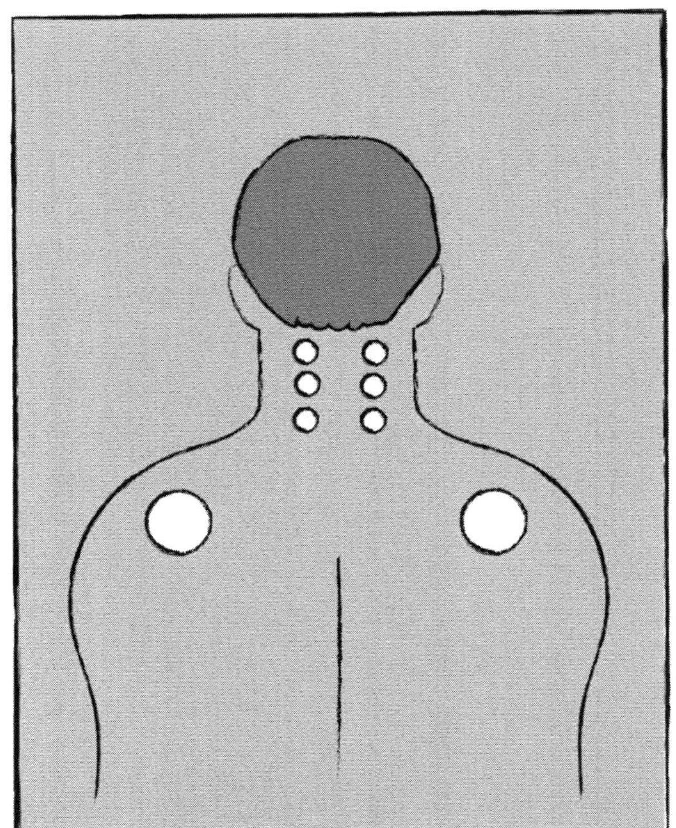

SCHULTER

Wenn Sie über Schulterbeschwerden klagen, sind folgende Schröpfzonen als sinnvoll zu betrachten:

Hierfür werden insgesamt elf Schröpfgläser benötigt. Am besten stellen Sie sich vor einen Spiegel mit dem zu behandelnden Arm.

Die ersten fünf Schröpfgläser werden im Schulterbereich platziert. Hierfür suchen Sie sich den Punkt am Ende Ihres Schlüsselbeines aus. Hier wird das erste Schröpfglas angesetzt. Dann wird das zweite Schröpfglas vor das erste Schröpfglas platziert und davor wird das das dritte Schröpfglas gesetzt. Nun haben Sie mittig auf der Schulter ein Schröpfglas und zwei Schröpfgläser im vorderen Schulterbereich. Genau dasselbe machen Sie nun auch mit den beiden weiteren Schröpfgläsern in Richtung Ihres Rückens. Ausgehend vom ersten Schröpfglas setzen Sie nun das vierte Schröpfglas hinter das erste Schröpfglas und das fünfte Schröpfglas muss hinter dem vierten Schröpfglas platziert werden. Dann sind im Schulterbereich die Schröpfgläser vollzählig. Zwei weitere Schröpfgläser werden nun am Oberarm befestigt. Und zwar am hinteren oberen Oberarm und dies schräg untereinander. Winkeln Sie dafür Ihren Arm an, an dem Sie unter Beschwerdesymptomen leiden. An der Hinterkante des Armanfangs wird das erste Schröpfglas gesetzt und etwas schräg darunter folgt das zweite Schröpfglas. Nun wandern wir etwas weiter nach unten in den Ellenbogenbereich. Hier werden ebenfalls noch mal insgesamt vier Schröpfgläser platziert. Strecken Sie hierfür am besten Ihren Arm aus und setzen Sie das erste Schröpfglas oberhalb der Ellenbeuge an. Auf derselben Höhe nur auf der Rückseite des Arms wird das zweite Schröpfglas gesetzt. Das dritte Schröpfglas wird unterhalb der Ellenbeuge platziert. Das vierte und somit letzte Schröpfglas der elf Schröpfglaser wird unterhalb des Ellenbogenknochens gesetzt.

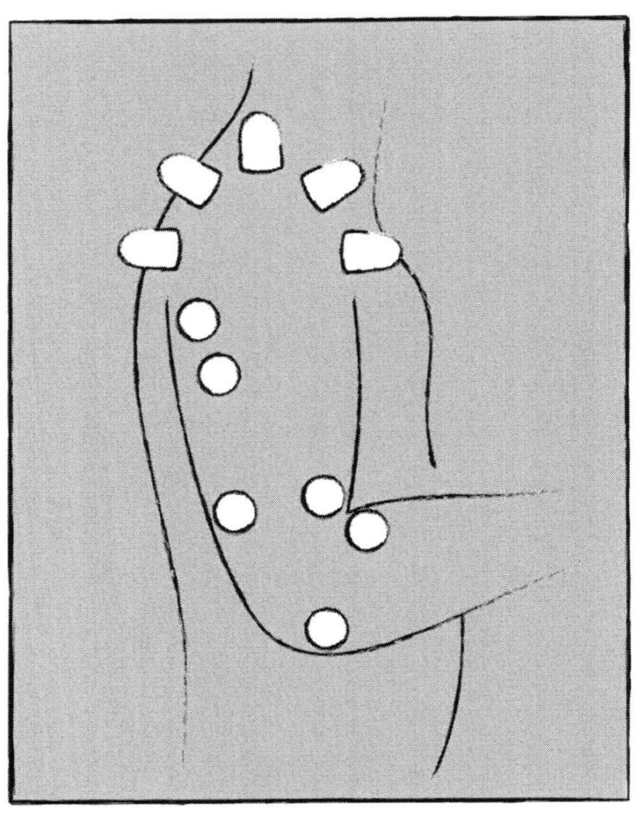

ARM

Wenn Sie unter einem Tennisarm leiden, sind folgende Schröpfzonen für Sie entscheidend:
Benötigt werden hierfür insgesamt fünf Schröpfgläser. Winkeln Sie den Arm an, der Ihnen Beschwerden macht. Vom Ellenbogenknochen aus nach oben werden senkrecht übereinander zwei Schröpfgläser platziert. Auf ähnlicher Höhe, nur auf der seitlichen Armfläche, werden zwei weitere Schröpfgläser übereinander angebracht. Das fünfte und letzte Schröpfglas wird oberhalb der Ellenbeuge platziert.

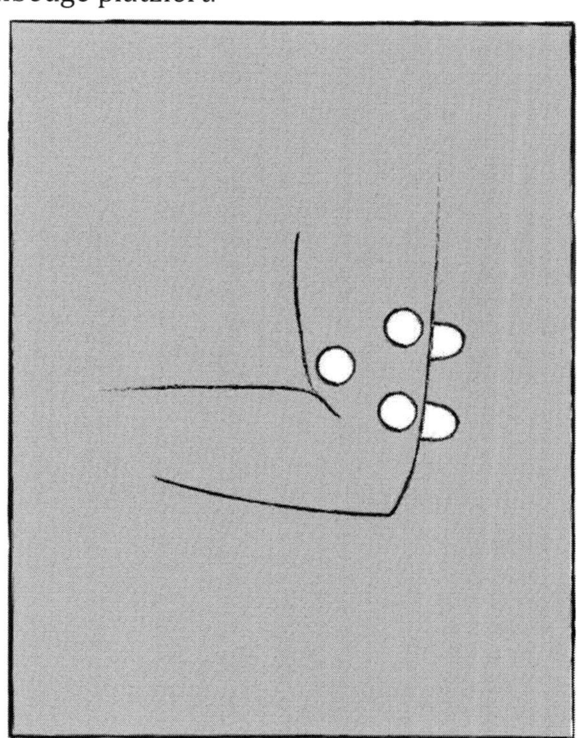

RÜCKEN

Bei Rückenschmerzen, Brustwirbelsäulenbeschwerden und auch bei Schmerzen im Lendenwirbelsäulenbereich sind folgende Schröpfpunkte sinnvoll: Hierfür werden insgesamt zwölf Schröpfgläser benötigt.

Es werden insgesamt sechs Schröpfgläser links neben der Wirbelsäule und sechs weitere Schröpfgläser rechts neben der Wirbelsäule platziert. Das erste Schröpfglas wird in Höhe des Schulterblatts befestigt. Danach folgen fünf weitere Schröpfgläser untereinander, jeweils auf beiden Wirbelsäulenseiten, die sich im selben Abstand zueinander befinden.

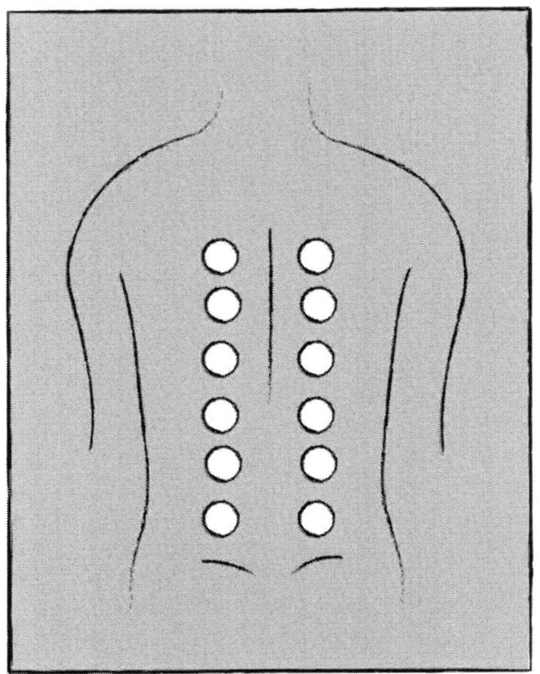

HERZ

Bemerkung: Insofern bei Ihnen funktionelle Herzkrankheiten vorliegen, kann die sogenannte Herzzone mit geschröpft werden. Diese liegt in dem Bereich zwischen der Brustwirbelsäule TH 2 bis TH 5 des Brustwirbels und wird auf der linken Wirbelsäulenseite geschröpft.

Bei Rückenbeschwerden oder auch Kreuzbeinschmerzen gelten folgende Schröpfpunkte als angebracht:

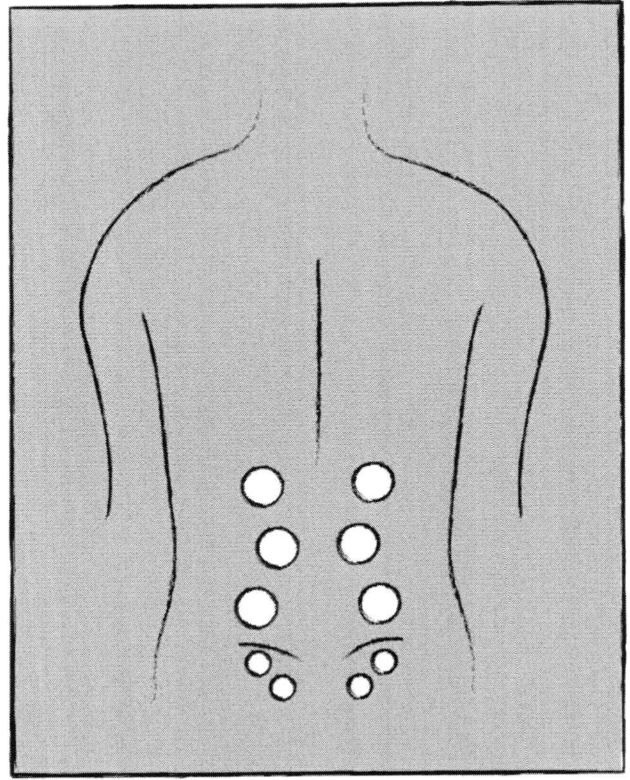

Insgesamt werden hierfür zehn Schröpfgläser benötigt, wobei es sich um sechs große Schröpfgläser und um vier kleine Schröpfgläser handelt. Hierfür benötigen Sie außerdem eine weitere Person, die Ihnen die Schröpfgläser anbringen kann. Winkeln Sie dann beide Arme an und in der Höhe des Ellenbogenknochens, auf der Rückenseite, wird das erste große Schröpfglas neben der Wirbelsäule links platziert. Hierunter folgen dann im gleichmäßigen Abstand, senkrecht untereinander, zwei weitere große Schröpfgläser, sodass es insgesamt drei große Schröpfgläser sind. Das mittlere der drei Schröpfgläser wird minimal etwas näher an die Wirbelsäule ran geführt. Genau parallel dazu werden auf der anderen Seite, ebenfalls neben der Wirbelsäule, die drei weiteren großen Schröpfgläser platziert. Dann folgen die vier kleineren Schröpfgläser. Hierfür nehmen Sie beide Hände in die Hüfte, mit dem Daumen zum Beckenkamm und mit den Fingern zum Rückenbereich. Dort, wo sich nun Ihr Mittelfinger befindet, wird das erste kleine Schröpfglas platziert und parallel von dem ersten Schröpfglas wird das zweite Schröpfglas auf der anderen Seite angebracht. Nun wird unter dem ersten Schröpfglas, etwas versetzter in Richtung Körpermitte das dritte Schröpfglas angebracht. Und auch hierzu parallel wird auf der anderen Seite das vierte kleine und somit letzte Schröpfglas angebracht.

LUNGE

Insofern es bei Ihnen Probleme mit den Lungen oder auch mit den Bronchien gibt, können folgende Schröpfzonen, die unterhalb des Schlüsselbeines liegen, geschröpft werden:

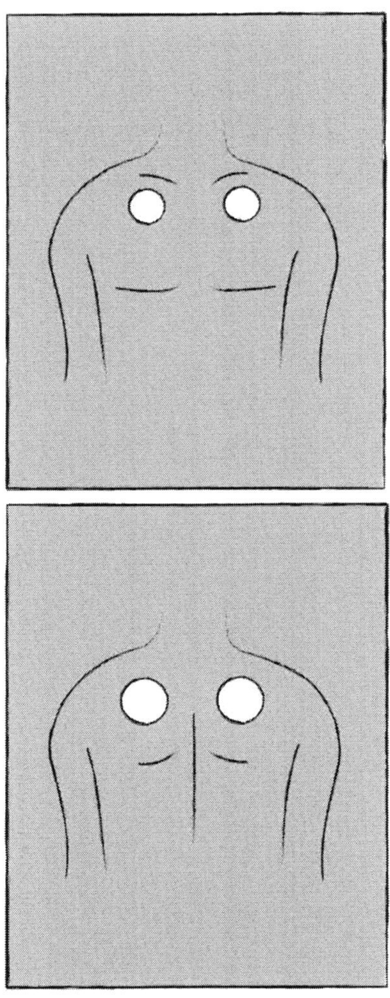

Hierfür werden vier Schröpfgläser benötigt. Zwei auf der Vorderseite, zwei auf der Rückenseite des Körpers. Wir beginnen auf der Vorderseite. Sie suchen sich den mittleren Punkt des Schlüsselbeins und platzieren das erste Schröpfglas links unterhalb der Mitte des Schlüsselbeins. Auf der rechten Seite suchen Sie sich ebenfalls diesen Punkt und platzieren das Schröpfglas mittig unterhalb des Schlüsselbeins. Nun werden die beiden Schröpfgläser auf der Rückenseite angebracht und zwar auf genau derselben Höhe wie die beiden vorderen Schröpfgläser.

Bemerkung: Sollten Sie an einer Lungenfibrose, an Asthma oder beispielsweise an einer Rippenfellentzündung leiden, ist das Schröpfen in der Lungenzone empfehlenswert. Hierbei ist ein blutiges wie auch ein trockenes Schröpfen möglich, je nach Zustand der betroffenen Person. Besprechen Sie dies jedoch im Vorfeld mit einem Arzt Ihres Vertrauens.

LEBER & DARM

Insofern bei Ihnen Bauchspeicheldrüsenproblematiken, Leberbeschwerden, Darmprobleme oder auch eine Gallenblasenschwäche vorliegt, können folgende Zonen geschröpft werden:

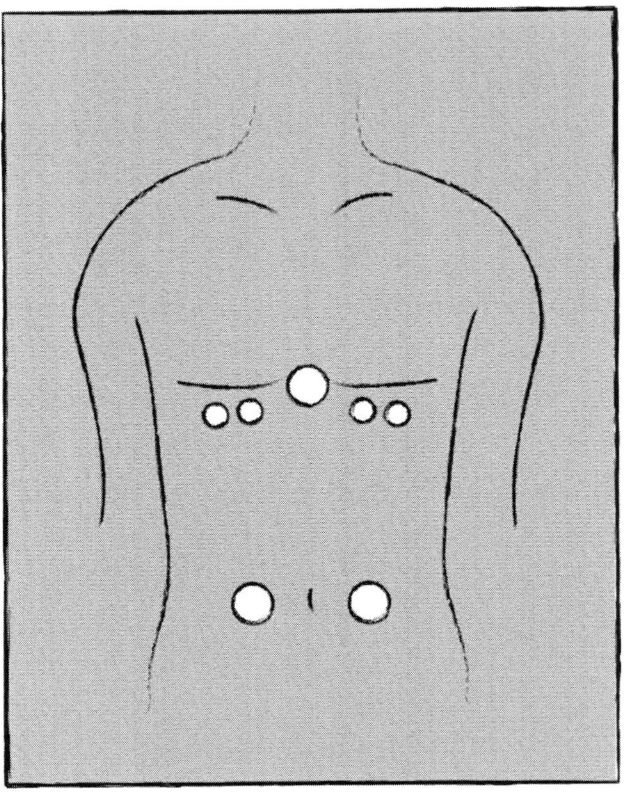

Hierfür werden insgesamt sieben Schröpfgläser benötigt. Das erste Schröpfglas wird unterhalb des Brustbeins angebracht. Von hier aus werden sowohl zwei

Schröpfgläser links als auch zwei Schröpfgläser rechts nebeneinander angebracht. Die beiden letzten Schröpfgläser werden jeweils neben dem Bauchnabel platziert. Hierfür bestimmen Sie die Mitte zwischen Ihrem Bauchnabel und Ihren Beckenkamm. Sowohl auf der rechten als auch auf der linken Seite wird hier mittig neben dem Bauchnabel das Schröpfglas angebracht.

Bemerkung: Bei Magenschmerzen kann auch die Magenzone geschröpft werden. Diese befindet sich zwischen den Brustwirbeln Th 2 - Th 7 links neben der Wirbelsäule.

Aber Vorsicht: Hier darf nur geschröpft werden, wenn keine Entzündungen vorliegen. Wenn Sie sich nicht sicher sind, ob ursächlich für Ihre Beschwerden eine Entzündung vorliegen könnte, lassen Sie dies vorsichtshalber von Ihrem Arzt kontrollieren. Bei Lebererkrankungen ist außerdem grundsätzlich von einem blutigen Schröpfen abzusehen.

PERIODENSCHMERZEN

Insofern bei Ihnen Periodenschmerzen vorliegen, können sowohl im vorderen Körperbereich als auch im hinteren Körperbereich folgende Zonen geschröpft werden:

Die vorderen Schröpfzonen:

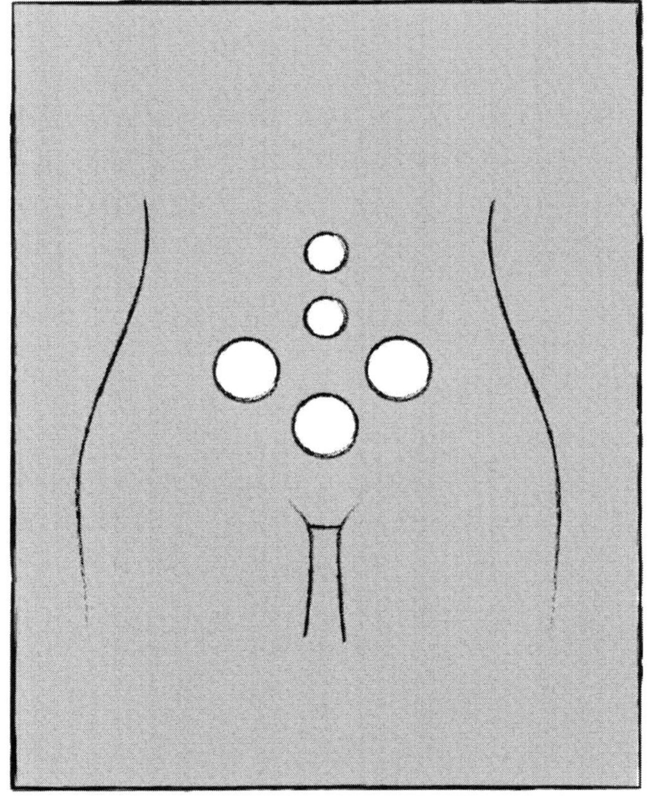

Für die vorderen Schröpfzonen werden insgesamt fünf Schröpfgläser benötigt, wobei es sich um drei große und zwei kleine Schröpfgläser handelt. Das erste große Schröpfglas wird in etwa auf Blasenhöhe angebracht.

Links neben dem ersten Schöpfglas, etwas höher platziert, wird das zweite große Schröpfglas angebracht. Hierzu identisch wird auf selber Höhe auf der rechten Seite das dritte große Schröpfglas angebracht. Oberhalb des ersten großen Schröpfglases wird das erste kleine Schröpfglas platziert. Hierüber wird dann das zweite und somit das letzte kleine Schröpfglas angebracht.

Die hinteren Schröpfzonen:

Hierfür benötigen Sie zwingend eine weitere Person und am besten jemandem aus Ihrem engsten Umfeld, da Sie sich für diese Schröpfmethode komplett im unteren Bereich ausziehen müssen. Insgesamt werden hier acht Schröpfgläser benötigt, wobei es sich um zwei große und sechs kleine Schröpfgläser handelt. Das erste kleine Schröpfglas wird oberhalb der Po-Falte platziert. Direkt dort drüber wird auch das zweite kleine Schröpfglas angebracht. Neben diesem zweiten kleinen Schröpfglas werden auf selber Höhe, mit etwa einer Fingerbreite Abstand, auf der linken wie auch auf der rechten Seite die beiden großen Schröpfgläser platziert.

Unter den beiden großen Schröpfgläsern werden weitere zwei kleine Schröpfgläser angebracht. Bei den beiden letzten kleinen Schröpfgläsern orientieren Sie sich an dem ersten gesetzten Schröpfglas. Von diesem gehen Sie etwas zur Seite nach unten weg und setzen sowohl rechts als auch links die beiden letzten kleinen Schröpfgläser.

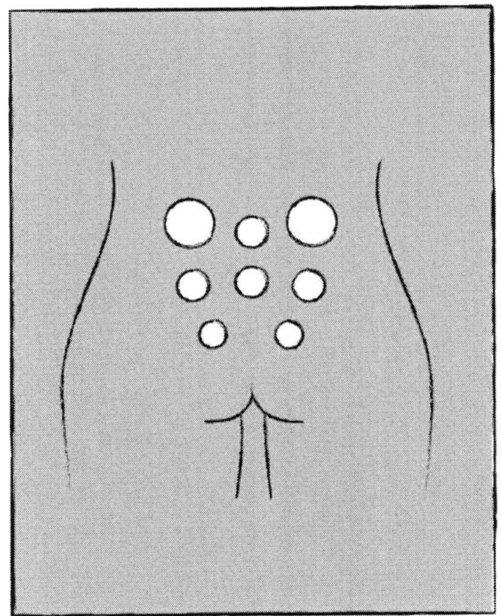

Bemerkung:

Wenn eine Störung bei den Eierstöcken, eine Prostataerkrankung oder auch Beschwerden im kleinen Becken vorliegen, kann außerdem die Genitalzone geschröpft werden. Diese befindet sich im Lendenwirbelbereich bei L 4.

NIERE

Insofern bei Ihnen Nierenproblematiken auftauchen, ist das Schröpfen an folgenden Stellen sinnvoll:

Hierfür werden insgesamt acht Schröpfgläser benötigt. Hierfür legen Sie beide Hände in die Hüfte, mit den Fingern zum Rücken zeigend. Dort, wo sich nun Ihr Mittelfinger befindet, wird das erste Schröpfglas angesetzt. Dann wird mit in etwa zwei Fingerbreite Abstand in Richtung des Beckens (also nach außen) auf selber Höhe das zweite Schröpfglas gesetzt. Unter diese beiden Schröpfgläser werden nochmals zwei Schröpfgläser mit genau demselben Abstand angebracht. So, dass es sich um vier Schröpfgläser handelt, die ein Quadrat ergeben. Dasselbe wird identisch auf der anderen Seite mit den anderen vier Schröpfgläsern durchgeführt.

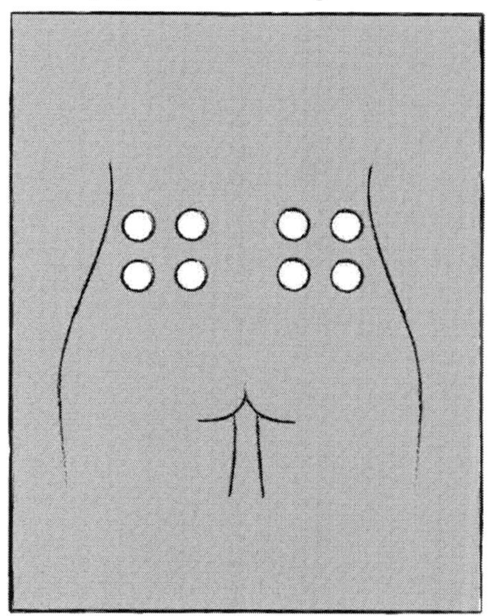

Bemerkung: Insofern eine Nierenerkrankung vorliegt, sollte unbedingt nur trocken geschröpft werden. Vom blutigen Schröpfen bei einer Nieren- oder auch einer Nebennierenerkrankung ist dringend abzuraten.

BLASENSCHWÄCHE

Bei einer vorliegenden Blasenschwäche sind folgende Schröpfpunkte zu empfehlen:

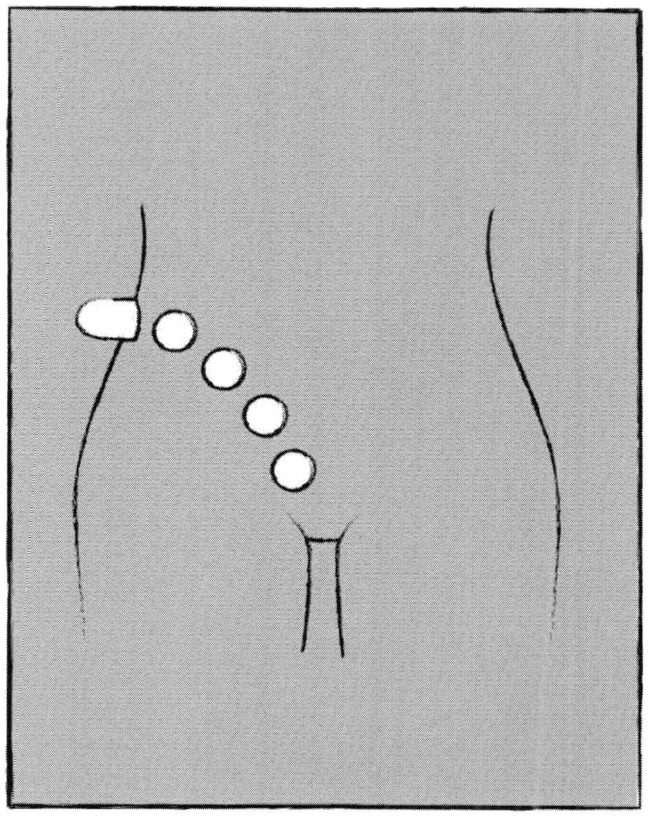

Hierfür werden insgesamt fünf Schröpfköpfe benötigt. Es wird vom rechten Beckenkamm bis hin zur Blase geschröpft. Das erste Schröpfglas setzen Sie also in Höhe des rechten Beckenkamms an und das letzte Schröpfglas in Richtung der Blase. Die übrigen drei

Schröpfgläser werden so angebracht, dass sie eine Verbindungslinie zwischen dem ersten und dem letzten Schröpfglas darstellen.

BECKEN & HÜFTE

Bei Beckenbeschwerden und auch bei Hüftschmerzen sind diese Schröpfpunkte wirkungsvoll:

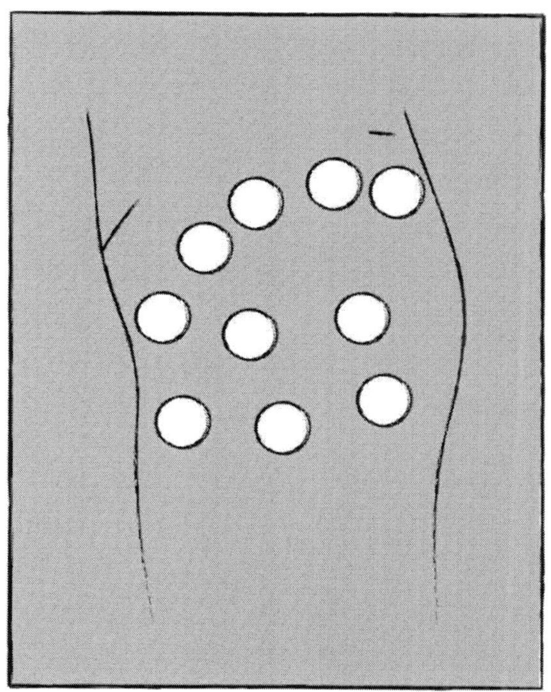

Hierfür benötigen Sie insgesamt zehn Schröpfgläser. Stellen Sie sich am besten seitlich vor einen Spiegel, sodass die Hüftseite, die Ihnen Probleme bereitet, im Spiegel zu sehen ist. Beginnen wir nun mit den ersten vier Schröpfköpfen, die für die Hüfte vorgesehen sind. Die beiden oberen Schröpfköpfe werden hierbei rechts und links oberhalb des Hüftknochens platziert. Die anderen beiden Schröpfköpfe werden etwas schräg nach hinten versetzt, unterhalb der ersten beiden Schröpfgläser, angebracht.

So befinden sich nun zwei Schröpfköpfe oberhalb und zwei unterhalb des Hüftknochens. Vom unteren Schröpfglas, das weiter an der Körpervorderseite liegt, wird auf selber Höhe nur mit in etwa drei Fingerbreite Abstand das fünfte Schröpfglas angebracht.

Nun fühlen Sie einmal genau, an welcher Stelle Ihr Beckenkamm verläuft. Das erste Schröpfglas für das Becken wird am Rückenseitenbereich in Höhe des Beckenkamms gesetzt. Anhand der Anatomie des Beckenkamms werden die vier weiteren Schröpfgläser nach vorne platziert, mit dem jeweils identischen Abstand. Das Ganze sieht dann in etwa aus wie ein Halbkreis.

KNIE

Bei Knieschmerzen haben sich diese Schröpfpunkte als effizient herausgestellt: Hierfür werden vier Schröpfgläser benötigt. Sie strecken das zu behandelnde Bein aus und tasten das obere Ende Ihre Kniescheibe ab. Von diesem Punkt aus gehen Sie nun ein bisschen zum Beininneren und setzen hier das erste Schröpfglas an. Das zweite Schröpfglas wird genau auf derselben Höhe, jedoch unterhalb des Knies angebracht. Die anderen beiden Schröpfgläser werden parallel dazu auf der äußeren Seite angebracht. Gerade diese Schröpfmethode ist super, wenn Sie sich dazu entschieden haben, alleine zu schröpfen, da Sie hierfür keine weitere Person benötigen.

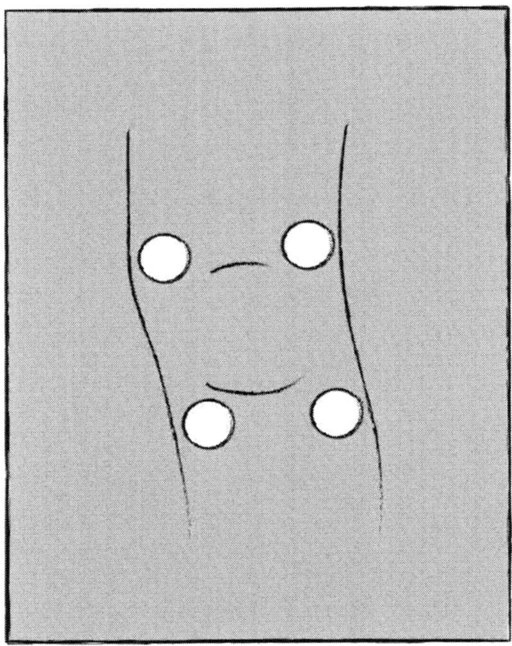

Aber Vorsicht! Wenn Sie unter Krampfadern leiden, sollten Sie auf keinen Fall dort schröpfen, wo sich eine solche Krampfader befindet. Auch das Schröpfen in der Kniekehle sollte unbedingt vermieden werden.

Das Resümee

Nun haben Sie eine Menge an wichtigen und spannende Informationen über das Thema Schröpfen und dessen positive Wirkung erhalten. Aufgrund einer Vielzahl an Bildmaterial wissen Sie außerdem nun, welche Stellen Sie zu Hause selbst schröpfen können und wie Sie welche Beschwerden selbst behandeln können. Auch die Gründe, warum das Schröpfen zu Hause von Vorteil sein kann, wurden in diesem Buch ausführlich erläutert. Doch obwohl dieses Buch nach bestem Wissen und Gewissen erstellt wurde, erfolgt die eigene Schöpfung immer auf eigene Verantwortung. Sollten Sie sich in irgendeinem Punkt nicht sicher sein, sei es, wenn Sie sich die Frage stellen, ob das Schröpfen für Sie geeignet ist oder ob gegebenenfalls eine Kontraindikation vorliegen könnte, die für Sie das Schröpfen unmöglich macht, sollten Sie auf Ihr

Bauchgefühl vertrauen und das Gespräch mit Ihrem Arzt suchen. Dadurch, dass das Schröpfen bei vielen Indikationen und Symptomen verwendet werden kann, sollten betroffene Patienten, die beispielsweise unter Schmerzen in unterschiedlichen Bereichen klagen, die Möglichkeit des Schröpfens für sich nutzen, um sich diesbezüglich Linderung zu verschaffen, insofern keine Kontraindikation vorliegt.

Literatur

https://www.vitabook.de/gesundheitslexikon/karpaltunnelsyndrom.php
https://www.carstens-stiftung.de/artikel/schroepfen-klinische-wirksamkeit-erstmals-belegt.html
http://www.carstens-stiftung.de/artikel/schroepfen.html

Forschungsquellenangaben:
„Abele J (2003): Das Schröpfen: eine bewährte alternative Heilmethode. 5. Auflage. München: Urban und Fischer.
Bachmann G, Pecker F (1978): Die Schröpfkopfbehandlung. 3. Auflage. Heidelberg: Haug.
Binder A (2008): Neck Pain Clin Evid 08: 1103.
Chirali I (2008): Schröpftherapie in der Chinesischen Medizin. 2. Auflage. München: Urban & Fischer Côté P, van der Velde G, Cassidy JD et al. (2008): The burden and determinants of neck pain in workers: Results of the Bone and Joint Decade 2000–2010 Task Force on Neck Pain and Its Associated Disorders. Spine 33: 60–S74. Dobias D (2003): Pneumatische Pulsationstherapie. Teil eines multimodalen Behandlungskonzeptes bei Schmerzen. Praxis Magazin 11: 6–11. Dworkin RH, Turk DC, Wyrwich KW et al (2008).: Interpreting the clinical importance of treatment outcomes in chronic pain clini-

cal trials: IMMPACT recommendations. J Pain.9: 105–121. Farhadi K et al. (2009): The effectiveness of wet-cupping for nonspecific low back pain in Iran: A randomized controlled trial. Complementary Therapies in Medicine 17: 9–15. Fejer R, Kyvik KO, Hartvigsen J (2006): The prevalence of neck pain in the world population: a systematic critical review of the literature. Eur spine J 15: 834–848. Johnston V, Jimmieson NL, Jull G, Souvlis T (2008): Quantitative sensory measures distinguish office workers with varying levels of neck pain and disability. Pain 137:257–265. Kim J.I.; Lee M.S.; Lee D.H.; Boddy K.; Ernst E (2009): Cupping for Treating Pain: A Systematic Review. Evid Based Complement Alternat Med. 2009 doi:10.1093/ecam/nep035. La Touche R, Fernández-de-Las-Peñas C, Fernández-Carnero J, Díaz-Parreño S, Paris-Alemany A, Arendt-Nielsen L (2010): Bilateral mechanical-pain sensitivity over the trigeminal region in patients with chronic mechanical neck pain. J Pain 11: 256–263. Langevin HM, Stevens-Tuttle D, Fox JR, Badger GJ, Bouffard NA, Krag MH, Wu J, Henry SM (2009): Ultrasound evidence of altered lumbar connective tissue structure in human subjects with chronic low back pain. BMC Musculoskelet Disord. 10, 151–159. Linton SJ (2000): A review of psychological risk factors in back and neck pain. Spine 25: 1148–1156. Lüdtke R, Albrecht U, Stange R, Uehleke B (2006): Brachialgia paraesthetica nocturna can be relieved by “wet cupping” – results of a randomised

pilot study. Complement Therapies in Medicine 14, 247–253.
MacDermid JC, Walton DM, Avery S, Blanchard A, Etruw E, McAlpine C, Goldsmith CH (2009): Measurement properties of the neck disability index: a systematic review. J Orthop Sports Phys Ther 39: 400–417.
Michalsen A, Bock S, Lüdtke R, Rampp T, Baecker M, Bachmann J, Langhorst J, Musial F, Dobos GJ (2009): Effects of traditional cupping therapy in patients with carpal tunnel syndrome: a randomized controlled trial.
J Pain 10: 601–608."
https://eike-seibert.de/schroepfen-landshut/#selbstheilend
http://www.tcm-guo.de/einsatzbereiche/psychische-erkrankungen/depressionen/index.html
https://www.faszien-senmotic.de/faszien-therapie/faszien/
http://www.yume-massagen.de/artikel/schroepfen-anleitung
https://www.heilpraktikerin-lohmar-siegburg.de/schroepfen.htm
https://www.naturheilkunde.de/naturheilverfahren/schroepfen.html
https://www.bdh-online.de/lexikon/schroepftherapie/
https://www.wellnessinperfektion.de/ausbildung-know-how/schroepfen-anleitung-ursprung-wirkung-und-anwendung